나이 들어도
늙지 않기를 권하다

죽기 전까지 몸과 정신의 활력을 유지하는 법

나이 들어도
늙지 않기를 권하다

Alt werde ich später

마리아네 코흐 지음 | 서유리 옮김

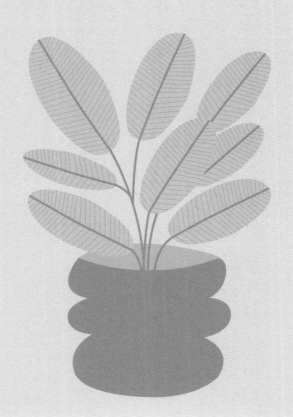

📖 동양북스

| 차례 |

(8장) 세상을 새로운 눈으로 바라보기

약 20년 전 성공적으로 나이 드는 법을 다룬 책『신체지능 Körperintelligenz』을 집필한 이후, 나이 듦에 대해 더 이상 특별한 관심을 둘 생각은 없었다. 그런데 지금 이 책을 쓰고 있는 이유는 지난 20년간 놀라울 정도로 엄청나게 많은 변화가 있었기 때문이다.

여러 과학적 연구를 통해 생물학적 노화 및 안티에이징과 관련한 새로운 사실들이 밝혀졌기에 최신 연구 결과를 파악하고, 유용한 정보는 독자들과 나눠야겠다고 생각했다. 더 나아가 내가 살고 있는 서구권을 포함해 여러 나라에서 기대수명이 급격하게 늘어남에 따라 생애주기를 완전히 새롭게 구분해야 할 필요성이 대두되었기 때문이다. 우리 중 많은 사람들이 60세 또는 65세 생일을 맞이한 이후에도 활발하게 활동하고 직장에서 인정을 받고 여전히 자존감을 지키며 살아갈 것이라는 뜻이다. '노인' 하면 일반적으로 떠오르는 노쇠한 이미지는 어느새 70~80대에서 90대 이상의 연령대로 옮겨 갔는데, 이 연령대의 노인들 역시 활력을 유지하며 살아가는 사례가 많다. 예를 들어 미국에서는 대통령이 70세가 훌쩍 넘은 나이에도 힘든 직무를 감당하는 데 문제가 없다고 여기는 분위기다.

내가 정말 좋아하는 문장을 소개하고 싶다. 103세를 일기로 세상을 떠난, 독일 태생의 미국 교사이자 작가인 벨 코프먼^{Bel Kaufman}이 한 말이다. 유명 극작가인 숄렘 알레이헴^{Scholem Aleichem}의 손녀이기도 한 벨 코프먼은 독일 유력 일간지 「쥐트도이체 차이퉁^{Süddeutsche Zeitung}」과의 인터뷰에서 젊음을 유지하는 비결이 무엇이냐는 질문을 받자 다음과 같이 말했다.

"너무 바빠서 늙을 틈이 없어요. 언젠가 시간적 여유가 생긴다면 가만히 앉아서 늙어보겠지만 지금은 할 일이 너무 많아서 그럴 수가 없네요."

나이가 들어도 여전히 젊음을 유지하는 비결은 과연 무엇일까? 바로 그 비결을 이 책에서 다뤄보려고 한다.

노인들은 더 이상
예전의 늙은이가 아니다

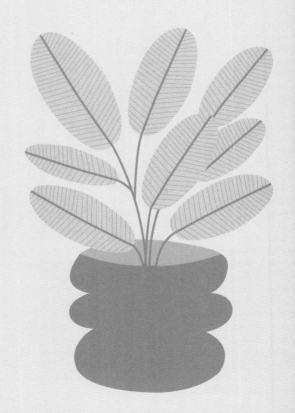

우선 간단한 가정으로 시작하겠다. 당신 또는 당신의 부모님이 70세가 넘었다고 가정해보자. 그때 당신이 다음과 같은 질문들을 얼마나 자주 듣게 될지 한번 생각해보자. "네? '아직도' 정치에 관심이 있으세요?" "어머나, '아직도' 정원을 손수 가꾸세요?" "그 연세에 '아직도' 매일 일하러 다니세요?" 등등과 같은 질문들 말이다.

뭔가 이상한 점을 눈치챘는가? 우리는 노년에 접어든 사람들과 대화할 때 쉽게 이런 언어의 함정에 빠지게 되는데, 미국의 한 사회학자는 이를 '아직도 증후군^{Still syndrome}'이라

칭했다.[i] 당신이 너무나 당연하게 또 아주 성공적으로 수행하고 있는 일들임에도 상대는 놀라움을 표하며 당신이 나이가 많다는 점을 끊임없이 상기시키는 것이다.

이런 상황을 한 번도 경험한 적이 없는가? 그렇다면 다행이다. 우리 사회가 깨어나고 있다는 신호일 테니까. 우리가 훨씬 더 긴 기대수명에 도달하리라는 것을 깨닫고, 더 오래 사는 것이 반드시 신체적·정신적 쇠약을 동반하는 일은 아님을 인식한 것이라고 볼 수 있다.

우리는 오래 산다. 정확히 말하자면 훨씬 더 오래 산다. 사회학자, 의학자, 생물학자 그리고 보건의료 정책 당국자가 경각심을 느끼고 기존의 방식이 아닌 새로운 기준과 아이디어가 필요하다고 목소리를 높일 정도다.

우선 청년기, 중년기, 노년기에 이르는 생애주기를 다시 구상할 수 있는 아이디어가 있어야 한다. 창의성과 능력이 있음에도 나이가 들었다는 이유만으로 소파에 앉아서 아무 일도 하지 않고 무료하게 시간을 보내는 대신, 꼭 필요한 사회의 구성원으로 활기차게 살아가기 위해서다. 건강을 개선하고 노화에 따른 질병을 예방할 수 있는 아이디어와 통찰 역시 필

나이 들어도 늙지 않기를 권하다

요하다.

최근 등장한 학문인 제로사이언스^{Geroscience}는 노화 과정 중 우리 몸에서 일어나는 변화와 젊은 세포에 영향을 미치는 것들에 대한 모든 정보를 취합하고, 이를 바탕으로 더 건강하고 높은 삶의 질을 누리는 데 도움이 되는 방법들을 제시한다.

건강하게 나이 들기

지금은 상상하기 힘들지만 1900년만 해도 독일 사람들의 기대수명은 겨우 47세였다! 그러다가 1920~1930년대에 페니실린과 그 밖의 항생제들이 개발되었고, 이후 내시경술 같은 의학적 발전을 거듭하며 아픈 심장, 막힌 혈관 그리고 망가진 허리를 고칠 수 있게 되었다. 더불어 예방의학이 발달하고 영양 상태가 나아졌다. 덕분에 전쟁을 겪었던 시기를 제외하면 사람들의 기대수명은 점점 늘어났고 최근 몇 년 사이 특히 가파르게 상승했다. 오늘날 태어나는 아이들은 80~90세까지 살 가능성이 상당히 높다.

독일에서도 노인에 대한 생각이 조금씩 바뀌고 있다. 물론 동아시아에서 노인에게 표하는 공경에 비할 바는 아니지만 고령자들은 자신이 이뤄낸 삶의 업적을 사회에서 어느 정도 존중하고 있음을 느낄 수 있다. 과거 50세만 넘어도 '노땅'이나 '뒷방 노인네' 취급을 받던 때와 비교하면 상당한 발전이라고 할 수 있다.

젊음이 아름답다는 건 나도 인정한다. 하지만 이제는 고령자들도 흥미진진하고 멋진 삶을 누릴 수 있는 가능성이 훨씬 높아졌다. 이러한 삶을 영위하기 위한 전제 조건은 당연히 신체적인 건강을 오래 유지하는 것이다.

사람들이여, 깨어나라!
노인들은 더 이상 예전의 '늙은이'가 아니다.

무엇보다 각자 노력을 기울여야 한다. 유감스럽게도 인생 후반의 황금기는 거저 얻을 수 있는 것이 아니기 때문이다. 이때 무엇이 결정적인지 일찌감치 깨닫는 게 중요하다. 바로 자신의 몸이 (그리고 특히나 정신이) 75세 생일 이후에도 제대로 작동할 수 있게 잘 관리하는 것이다.

이 부분에서 반론을 제기하는 분들이 분명히 있으리라. 자신의 삼촌은 평생 담배를 피웠고 맥주를 마셨으며 운동이라고는 남들이 하는 걸 텔레비전으로 구경하는 것뿐이었는데 94세로 사망하기 직전까지도 쌩쌩하고 건강했다고 말이다.

정말 진심으로 기꺼이 축하해야 할 일이다. 그렇지만 당신도 잘 알다시피 모두가 이렇게 운이 좋지는 않다. 그렇다면 우리는 어디서부터 어떻게 시작하는 것이 좋을까?

달라진 외모와 친해지기

당신은 더 이상 매력을 한창 발산하던 서른다섯 살 때와 같은 모습이 아니다. 물론 나도 마찬가지다. 특히 아침에 일어나면 무척 초췌해 보인다. 눈도 작아진 듯하고 여기저기 깊게 자리 잡은 주름도 눈에 띄고 생기와는 상당히 거리가 있다.

아무튼 완곡하게 '달라 보인다' 정도로 표현할 수 있을 것 같다. 그리고 당신은 실제로 그동안 다른 사람이 되었다. 기쁜 경험과 슬픈 경험을 통해서 더 지혜롭고 현명해졌으며 깊이 있는 존재로 거듭났다. 물론 당신은 예전만큼 100미터 달리기를 잘할 수는 없다. 계단으로 3층까지 오르는 것도 상당히 힘에 부칠 것이다. 대신 당신의 의식은 놀라울 만큼 확장되었다. 당신이 지난 세월 동안 읽은 그 수많은 책들을 떠올려보라. 당신이 그동안 들었던 음악들, 여행에서의 아름다운 기억들, 아이들이 어렸을 때 함께했던 재미난 시간들, 친구들과 나눴던 즐거운 대화들, 사랑했던 경험들도 빼놓지 말자.

예전의 모습으로 다시 돌아가는 것은 불가능하다. 아무리 실력이 뛰어난 성형외과 의사가 정성껏 수술해준다고 해도 말이다. 우리는 거울 속에 비친 자신의 겉모습과 친숙해져야 하고, 거울 속에 보이지 않는 나(내면)와도 친숙해져야 한다. 그리고 앞으로 다가올 15년, 20년 또는 30년 후의 나와도 친숙해져야 한다는 것을 의미한다.

나이 들어가는 것이나 나이 들었다는 사실을 한탄하지 말고, 현재를 당신의 인생에서 아주 중요한 단계로 바라보길 바란다. 지난 추억들만 곱씹는 인생의 단계가 아니라 새로운 가치 있는 능력들을 습득하고 흥미로운 경험들을 하게 될 아주 소중한 인생의 단계임을 명심하자.

선물과도 같은 이 시기를 제대로 누리기 위해서는 자기 자신과 자신의 외모에 대한 긍정적인 인식이 필요하다. 마지막으로 절대 잊지 말아야 할 사실이 있다. 나이 든 사람도 반드시 필요한 존재다. 나이 든 사람들의 사회적 지위 역시 상당히 많이 달라졌다.

우리는 도대체
왜 늙을까

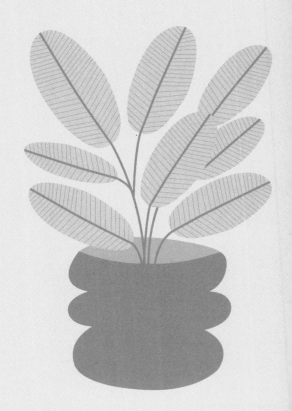

더 길고 건강하며 즐거운 노년 생활을 만들어준다고 우리에게 약속하는 그 많은 방법들을 다루기에 앞서, 노화 그리고 안티에이징 연구에서 특히 중요한 의학적인 근거들을 간단하게 설명하고 넘어가려 한다. 그러기 위해서는 신비한 세포의 세계 속으로 들어가야 한다.

사람의 세포 하나하나의 내부 구조는 정말 믿기 힘들 정도로 복잡하다. 세포에 영양분을 공급하고, 수면과 운동 등으로 세포 내부의 발전소(미토콘드리아)를 강화시키고, 쓰레기를 배출하고, 분열을 통해서 재생을 독려하다가 결국 세포가 죽게 만드는 수많은 일들이 세포 안팎으로 일어난다.

우리 몸을 구성하는 세포는 약 100조 개나 된다. 1에 0이 14개나 붙는다! 그리고 매분 이런 세포 중 100만 개가 수리되거나 재생된다.

그렇다면 우리는 왜 늙는 것일까?

이 질문의 답을 찾기 위해 과학자들이 수십 년, 아니 아마도 수백 년 전부터 분투해온 궤적을 읽고 지켜보는 일은 상당히 흥미롭다. 그러나 우리는 그 이유를 여전히 알지 못한다. 노화에 관한 수많은 이론과 관찰 결과, 수를 헤아릴 수 없는 생물학 논문과 철학 논문이 있지만 어디까지나 가능성이자 그럴듯한 주장들이지 아직 확실한 것은 아니다.

그렇지만 특정한 생활환경과 습관들이 수명을 연장시키거나 단축시키고, 무엇보다 노화 과정에서 우리 삶의 질에 막대한 영향을 끼친다는 확실한 연구 결과들이 있다. 이에 대한 내용은 뒤에서 더 자세하게 다루려고 한다.

그렇다면 우리가 '알고' 있는 것은 무엇인가?

비유하자면 세포는 작은 공장이라 할 수 있다. 세포 안에 있는 미토콘드리아는 발전소 역할을 하는 기관으로, 특정 단백질이나 호르몬을 생성하기 위해 필요한 에너지를 만들어 낸다. 세포의 또 다른 구성 요소들은 '쓰레기'를 처리하고, 신진대사가 잘 이루어질 수 있도록 하거나 전달받은 지시를 이행하기 위해 세포핵을 드나든다.

세포핵 속에는 46개의 염색체 형태로 존재하는 지휘 본부가 있다. 이중나선 구조로 유명한 DNA(Deoxyribonucleic acid, 데옥시리보핵산)다. DNA는 세포의 유전물질로서 각각의 유전정보를 담고 있다. DNA에서 세포분열도 일어난다. 염색체가 복제되고 분열해 두 개의 새로운 젊은 세포로 변하는데 정말 놀라운 일이다.

각 염색체 말단에는 작은 모자처럼 생긴 말단소체(Telomere, 텔로미어)가 자리한다. '생체 시계'로도 불리는 말단소체는 세포분열이 일어날 때마다 미세하게 짧아지는데, 다 닳고 나면 세포는 더 이상 분열할 수가 없다. 그러면서 세포는 휴식 단계와 노화 단계를 거치다 언젠가는 죽어버린다.

이런 말단소체가 짧아지는 것을 막아주는 효소가 바로 텔로머레이스Telomerase다. 안타깝게도 암세포에서는 이 효소가 왕성히 활동하며 말단소체를 계속 연장시키기 때문에 암세포는 분열을 반복해도 끝없이 증식할 수 있다. 그러나 암세포가 아닌 정상적인 세포들도 이런 효소를 만들어낼 수 있다. 물론 특정한 조건과 세포 종류, 예를 들면 줄기세포, 뼈세포 그리고 면역세포에서만 가능하다. 이것은 무엇을 의미하는가?

우리는 우리의 면역체계만큼 나이를 먹은 것일까?
아니면 우리의 관절만큼 나이를 먹은 것일까?

줄기세포란 무엇인가?

이미 알고 있겠지만 줄기세포란 인간의 몸을 구성하는 서로 다른 세포나 장기로 성장하는 일종의 모세포로, 배아줄기세포와 성체줄기세포가 있다. 배아줄기세포는 배아의 발생 과정에서 추출한 세포로 만능성을 가지고 있다. 필요에 따라 모든 세포와 조직으로 분화할 수 있으며 신경, 피부, 근육, 혈관 등 여러 종류의 신체 조직으로 분화하는 것이 가능하다. 반면 성체줄기세포는 분화의 다양성에 제한이 있지만 그래도 여전히 다분화성을 지닌다.

모든 조직은 분화 후에 자기 고유의 줄기세포를 가지게 되는데 평생 동안 활동하고 증식한다. 그중에서 가장 잘 알려진 것은 조혈모세포(혈액줄기세포)로 계속해서 혈액세포인 적혈구와 백혈구 그리고 혈소판을 만들어낸다. 백혈병에 걸린 사람들에게 조혈모세포를 이식할 수 있다.

줄기세포는 세포의 수명을 연장시키는 단백질인 텔로머레이스를 만들어낼 수 있다. 일부 면역세포의 경우도 마찬가지다. 이 부분에서 더욱 흥미진진해진다. 우리는 신체 활동 등을 통해서 면역체계를 강화할 수 있다는 것을 알고 있다. 그리고 실제로 운동을 많이 하는 사람들이 더 많은 텔로머레이스를 가지고 있어서 이들의 세포가 더 오랫동안 재생 가능하다는 것이 밝혀졌다.

하지만 유감스럽게도 확실한 것은 이 정도에서 그친다. 노화를 연구하는 곳에서 들려오는 그 밖의 결과들은 모호하거나 아직 완벽하게 규명되지 않았다.

노화와 관련해 과학계에서 반드시 답을 찾고자 하는 질문이 있다. 텔로머레이스 외에 세포의 신진대사를 개선해서 세포의 노화를 지연시킬 수 있는 또 다른 물질이 있는지 여부다. 최근 수년간 세포 연구를 통해서 얻어낸 결과들이 도움이 되고 있다.

과학자들의 생각과 접근법을 이해하기 위해서는 그들의 실험실을 들여다봐야 한다. 작은 동물들을 대상으로 생명 연장의 가능성을 확인하는 실험들이 많이 이루어졌기 때문이다. 최근의 결과들을 이어서 소개하겠다.

동물실험이 넘지 못하는 한계

- 실험용 쥐들은 먹이를 아주 적게 주면 더 오래 산다. 배불리 먹은 다른 쥐들보다는 오래 살았다.

- 박테리아에서 추출한 라파마이신^{Rapamycin}이라는 물질을 주입함으로써 쥐들의 생명을 연장시킬 수 있었다. 이 물질은 장기이식 후에 면역억제제로 사용하는 시롤리무스^{Sirolimus}라는 이름으로도 알려져 있다. 세포가 해로운 물질로부터 벗어나는 데 도움이 되는 것으로 추측하고 있다.

- 지렁이처럼 몸이 가는 선충이나 어떤 파리의 경우에는

특정한 유전자를 차단했을 때 더 오래 사는 것을 관찰할 수 있었다.

- 세포의 신진대사를 조절하는 이른바 시르투인^{Sirtuin}이라고 하는 특정한 효소를 활성화하면 실험실 환경에서 효모세포의 수명을 연장시킬 수 있었다. 이 효소는 그 밖에도 세포 구조를 안정화시켜서 다양한 조직에 영향을 미치는데, 특히 유기체에 에너지 공급을 줄였을 때 영향을 미쳤다.

사람들이 더 오래 더 건강하게 살 수 있는 방법을 찾고자 하는 좋은 의도로 (그리고 동물들을 잘 대해줬기를 바라면서) 쥐, 파리, 벌레, 개 그리고 작은 원숭이를 대상으로 진행된 더 많은 실험과 보고서에 대한 이야기는 이쯤에서 마무리하겠다. 동물실험에서 긍정적인 결과를 얻으면 사람을 대상으로 반복해서 시험하려고 하기 마련이다. 그러나 지금까지는 확실한 결과를 이끌어내지 못했다. 동물을 대상으로 진행한 여러 실험도 별 성과가 없었고, 사람의 세포 노화를 지연시키거나 되돌릴 수 있는 의약품을 개발하려는 시도 역시 아직은 뚜렷한 성과를 내놓지 못하고 있다. 실험실에서 "와, 이번에는 선

나이 들어도 늙지 않기를 권하다

충들이 훨씬 더 오래 살았어!"라는 기쁜 소식이 들려오더라도 얼마 지나지 않아 과학자들은 "이런, 그런데 사람한테는 아무런 효과가 없네"라는 사실을 인정할 수밖에 없기 때문이다.

쥐와 사람은 다르다!

안타깝지만 동물을 대상으로 진행하는 안티에이징 실험들을 인간의 복잡한 몸에 그대로 적용하기란 쉽지 않다. 몇 가지 힌트를 얻을 수는 있지만 이런 힌트들이 충분히 검증된 것은 아니다.[ii] 희생된 파리, 벌레 그리고 쥐 들이 불쌍할 뿐.

노화 연구에서 검증된
여섯 가지 사실

그렇지만 수많은 노화 연구를 통해서 확인된 몇몇 중요한 사실이 있다.

- 우리의 기대수명은 대체로 우리가 물려받은 유전자에 달려 있다. 장수하는 집안에서 태어났다면 일단 긍정적인 신호로 볼 수 있다.
- 인간의 몸에는 선충과는 달리 수명을 규정하는 단 하나의 유전자만 있는 것이 아니다. 오래된 세포의 경우 세포분열 후에 결함이 있는 부분들을 수리하는 유전

자의 복구 기능이 더 이상 제대로 작동하지 않는 것이 문제로 보인다. 그러나 우리가 이런 메커니즘에 영향을 줄 수 있다. 우리 몸은 면역체계가 제대로 잘 작동할수록 결함이 있는 세포들을 더 수월하게 스스로 골라낸다.

- 몸에 있는 노화된 세포, 즉 더 이상 재생이 불가능한 세포의 양은 동맥경화와 같은 노화 질환의 발생에 직접적인 영향을 끼친다. 다만 질환과 직결되는, 세포의 정확한 양에 대해서는 검증되지 않았다.

- 노년에 과식과 고칼로리 음식 섭취는 자제하는 편이 우리의 기대수명을 늘리는 데 도움이 된다.

- 우리 몸을 노화로부터 지키는 최선은 바로 신체 활동이다. 노화를 막을 수 있는 안전한 의학적 해법이 없는 이상, 신체 활동과 균형 잡힌 식생활이 노화를 늦출 수 있는 효과적인 방법이다.

- 사회, 경제적인 환경도 사람이 더 오래 더 건강하게 살아가는 데 영향을 미친다. 알다시피 가난은 몸을 병들게 만든다. 그리고 수명을 단축시킨다.

노화 연구에서 밝혀진 사실들은 일단 이 정도로 충분한 것 같다. 노화는 질병이 아니라 자연스러운 현상이다. 혹시 더 궁금한 점이 있는가?

— 네. 인터넷 쇼핑몰이나 약국에 가보면 수많은 안티에이징 제품들을 쉽게 찾아볼 수 있는데요….

맞아요. 엄청 많이 볼 수 있죠. 저도 잘 알고 있습니다. 흔히 NAD나 NMN으로 불리는 니코틴아미드 모노뉴클레오티드Nicotinamide mononucleotide는 비타민 B3 유도체로서 세포의 산소 흡수를 개선한다고 알려져 있고, 시르투인을 활성화시킨다고 하는 물질들도 있죠. 하지만 아직은 일부 주장에 불과하고 가격도 결코 저렴하지 않습니다.

— 그런 제품들이 실제로 효과가 있나요?

그런 제품들은 약이 아니라 건강보조식품입니다. 따라서 제조업체는 효과를 입증할 필요가 없고 자신들이 주장하는 효과를 마음대로 표기할 수 있죠. 앞에서 언급했듯이 어떤 성분들은 통제된 실험실 환경에서 동물들을 대상으로 실험했을 때 수명 연장에 긍정적인 영향이 있다는 결과가 나오기도 합니다. 그러나 유감스럽게도 사람들을 대상으로 한 대규모 임상시험에서는 노화로부터 보호해준다는 물질의 효과가 입증된 적은 없습니다.

그나저나 세포의 신진대사를 촉진한다고 알려진 시르투인은 블랙커런트(까막까치밥나무 열매), 블랙베리, 라즈베리, 포도, 적양파, 생강 그리고 적포도주에 많이 들어 있습니다.

요즘 안티에이징에 효과가 있다고 주목받으며 더 자세한 연구가 진행되고 있는 치료제는 원래 당뇨병 약으로 쓰이는 메트포민(메트포르민)^{Metformin}입니다. 노화 연구 전문가들이 메트포민에 주목하는 이유는 이 약이 당뇨가 없는 사람들의 몸에서도 염증과 맞서 싸우고, 심장 질환이나 암 질환에도 긍정적인 효과를 보이기 때문입니다. 현재 메트포민의 노화 방지 효과에 대해 국제적으로 대규모 연구가 진행 중입니다. 하지만 아직까지는 확실한 결과를 내놓지 못하고 있습니다.

— 아쉽네요. 노화로 인한 문제를 해결할 수 있는 약이 아직 없다면 우리는 뭘 할 수 있을까요?

저는 신체적, 정신적 활동을 멈추지 않는 것이 비결이라고
생각합니다. 조금만 기다려주세요. 이 주제에 대해서는
뒤에서 더 자세히 다루겠습니다.

3장

노화를 늦추는 첫 번째 조건,
높은 자존감

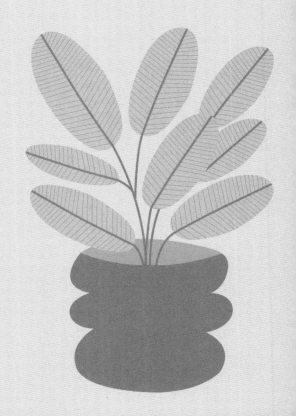

젊음을 유지하는 비결을 찾고자 하는데 자존감부터 언급하는 것이 어쩌면 조금 의아하게 생각될 수도 있겠다. 그러나 사람의 의식, 다시 말해 자기 삶과 자기 자신 그리고 다른 사람들을 어떻게 인식하느냐가 실제로 건강에 아주 큰 역할을 한다. 자기 자신을 바라보는 관점이 중요한 이유는 이런 관점이 우리가 삶에 대해 느끼는 흥미와 권태를 조정할 뿐 아니라 우리의 신체적인 건강, 즉 심장을 포함한 모든 기관의 혈액순환이나 면역체계의 원활한 기능에 결정적인 영향을 미치기 때문이다.

젊음에 대한 갈망은 우리로 하여금
노년의 가능성에 대해 눈이 멀게 만들었다.
－사회학자 베티 프리단Betty Friedan[iii]

정신신체의학Psychosomatic medicine은 우리에게 정신과 신체는 하나고, 긍정적으로 생각하는 것이 건강을 유지하는 데 도움이 되며, 그렇게 함으로써 노화를 늦출 수 있다고 가르쳐준다.

어떤 사람의 자존감이 높은지 낮은지 여부와 삶에 대한 기본적인 신뢰는 대개 유년기에 결정된다. 이런 점에서 나는 어머니에게 감사하다. 어머니는 언제나 나와 남동생에게 우리가 뭐든지 잘 해낼 수 있다는 자신감을 심어주셨기 때문이다. "너희는 멋진 아이들이야. 너희들은 뭐든지 해낼 수 있어…." 우리가 어쩌다가 멍청한 짓을 했을 때에도 어머니는 한결같이 이렇게 말씀하셨다. 살아가면서 늘 힘이 되고 도움이 되는 말이다.

아이들과 청소년들이 부모, 교사를 포함해 주위 사람들로부터 불안감을 유발하는 말이 아니라 계속해서 용기를 북돋아주는 말을 들을 수 있는 것은 정말 엄청난 행운이다. 특히 이들이 의심과 회의, 실패에 대한 두려움 그리고 자기 자신이

나이 들어도 늙지 않기를 권한다

누구인지에 대한 질문에 사로잡혀 있을 시기에 무엇보다 가까운 사람들이 주는 확신과 지지가 필요하다.

어렸을 때 수많은 의문과 불안감에 맞서 싸웠을지라도 나중에 자신이 좋아하고 성공할 수 있는 일을 찾거나 사랑하는 사람, 친구들과 친밀한 관계를 맺으면 내면의 안정을 찾고 소속감을 얼마든지 느낄 수 있다.

자존감, 즉 자만이 아니라 자기 자신의 능력과 욕구를 알아차리고 나와 남을 위해서 뭔가 할 수 있다는 확신은 나이가 들어서도 반드시 필요하다. 특히 삶을 둘러싼 여러 상황들이 변하고 다른 불안 요인들이 우리에게 다가올 때, 자존감은 힘의 원천이 된다.

건강과 직결되는 자기 인식

지나온 삶이 우리에게 안겨준 현재를 행복하다고 느끼는지 아니면 적어도 만족할 만하다고 느끼는지 한번 곰곰이 생각해봐야 한다. 나아가 우리가 한때 품었던 꿈이 시간과 상황에 잠식되지는 않았는지 돌아봐야 한다. 때로는 아주 작은 방향 전환만으로도 행복해질 수 있지만 앞으로 20년 또는 25년의 삶의 방향을 정해야 하는 순간이 왔을 때는, 엄청난 생각과 방향의 전환이 있어야만 정체와 무관심에서 벗어날 수 있다. 이와 관련해서 예외적으로 내가 이전에 집필했던 책의 일부분을 인용하고 싶다. 가벼운 게임처럼 보이겠지만 나름 진지한 배경이 있다. 각 문항을 읽고 해당되는 곳에 표시해보라.

내가 느끼는 나의 나이는

☐ 현재 나이보다 15세 적음

☐ 현재 나이보다 5세 적음

☐ 현재 나이와 같음

☐ 현재 나이보다 5세 많음

☐ 현재 나이보다 15세 많음

혹시 현재 나이보다 많은 곳에 표시했는가? 만약 그렇다면 당신은 육체적으로 쇠약해졌거나 가족 뒷바라지에 너무 지쳐 있을 테니 일단 쉬어야 한다. 수동적인 태도와 무기력한 상태에서 빠져나오기 위해서는 정신적인 자극, 이른바 비전이 필요하다.

앞으로 20년 동안 나는

☐ 조용히 살고 싶다

☐ 매일 낚시하러 가고 싶다

☐ 다시는 요리하고 싶지 않다

- □ 친구들과 주거 공동체를 이루며 살고 싶다
- □ 그냥 지금처럼 계속 살고 싶다
- □ 돈이 많았으면 좋겠다
- □ 공연을 많이 보러 다니고 싶다
- □ 완전히 새로운 일을 시도해보고 싶다

당신이 어떤 항목을 선택했든지 상관없다. 단, 한 가지 예외가 있다. '완전히 새로운 일을 시도해보고 싶다'를 선택한 경우다. 바로 이거다. 이런 태도가 들썩들썩하고 흥미진진한 노년을 이끈다.

솔직히 내가 관심 있는 것은
- □ 전혀 없다
- □ TV 범죄 수사물 시리즈
- □ 가족
- □ 섹스
- □ 집 청소
- □ 다른 나라
- □ 책

□ 음악

□ 음식

□ 축제

□ 자동차 경주

□ 격투기

□ 반려동물

□ 예술사

□ 벨리댄스

□ SNS

□ 해당 없음(직접 기입:)

점점 구체적으로 다가가고 있다. 이제 관심사를 행동으로
옮겨보는 것이 중요하다.

관심사를 실행하기 전 조언을 구하는 대상은

□ 파트너(배우자)

□ 가족

□ 가족은 절대 아님

□ 친구

□ 고용노동부 담당자

□ 교회 목사

□ 시민대학(Volkshochschule, 독일의 평생교육기관으로 우리
   나라의 평생교육진흥원과 유사하다) 담당자

□ 피아노 선생님

□ 아무에게도 조언을 구하지 않는다

어느 누구에게도 조언을 구하지 않는 것은 좋지 않다. 당신
의 소통 능력에 뭔가 문제가 있음을 의미하기 때문이다. 그렇
다면 가장 먼저 다른 사람들과의 관계에 대해 다시 생각해보
고, 필요하다면 관계를 개선하기 위해 노력해야 한다.

이상 게임 끝.

— 재밌네요. 박사님은 어떤 항목에 표시를 하셨나요?
일단 제 관심사는 의학입니다. 그 밖에 음악, 책, 강아지,
고양이 등이 있고요.

— 정말 많네요.

하지만 제가 뭘 강조하고 싶은지 아시겠죠. 지금까지 제대로 들여다보지 못했던 자신의 소원, 관심사 그리고 애호하는 것들을 적어서 정리해보는 것이 중요합니다. 다시 말하자면 '나 자신'이 되어야 해요. 이제는 반복되는 일상과 온갖 의무에서 벗어나는 생애주기에 접어들었기 때문에 자기 자신이 누구인지 그리고 삶의 의미가 무엇인지 차분히 생각해볼 수 있는 시간이 생기거든요. 어떤 사람들은 일찌감치 자기 자신일 수 있는 행운을 누리지만 어떤 사람들은 이런 상황을 힘들게 쟁취하거나 오래 기다려야 합니다.

은퇴 후
가장 만족스러운 삶을 사는 법

노화를 연구하는 전문가들은 늘어난 기대수명이 선물해준 비교적 긴 시간을 충만하게 보내야 한다고 말한다. 우리는 지식을 향한 갈망과 세상에 대한 더 깊은 이해를 지속하기 위해서 이 시간을 잘 사용해야 한다. 노년기에 젊음을 유지하고 만족을 느끼는 사람들 대부분은 적극적인 삶과 자기 자신의 미래를 향한 비전을 세울 준비가 되어 있다. 사실 우리에게는 이렇게 노력하는 것밖에 달리 할 수 있는 것이 없다.

은퇴 후 가장 만족스러운 삶을 사는 사람들은 타인을 위해 봉사하며 사는 이들이라고 한다. 저소득층 학생들에게 수학을 가르치는 은퇴한 엔지니어, 난민촌에서 봉사하는 해외여행 경험이 많은 은퇴자, 도움이 절실히 필요한 코로나19 백신 접종 센터에서 일하는 전직 간호사, 다른 음악가 두 명과 소규모 밴드를 결성해 요양원에서 연주를 하며 환자들에게 감동을 선사하는 클라리넷 연주자 등의 사례가 있다.

— 그냥 살던 대로 계속 살면 안 되는 건가요?

당연히 그래도 됩니다. 특히 사랑하는 직업이 있고 여전히 그 일을 활발하게 할 수 있으면 말이죠. 그리고 세상과 주위 사람들에게 관심을 기울일 수 있는 방법은 다양합니다. 손자 손녀를 살뜰하게 보살피는 할머니나 할아버지 역할도 충분히 만족스러울 수 있고요. 어렸을 때 조부모 손에서 자란 친구들이 재밌는 이야기들로 이 세상을 처음 알게 해준 할머니 할아버지를 존경한다고 말하는 걸 자주 봤어요. (미국 대통령이었던 버락 오바마의 이야기가 생각나네요. 하와이에서 사랑을 담아 키워주신 외할머니가 그의 삶에 큰 영향을 끼쳤다고 합니다.)

— 많은 사람들이 나이 듦을 두려워한다고 생각하지 않으세요?

당연히 그렇죠. 특히나 쓸 수 있는 돈이 충분하지 않고 곧 월세가 밀리게 될 상황에서는 그럴 수밖에 없습니다. 언젠가 쇠약해져서 다른 사람의 도움에 의지해서 살아가야만 한다는 생각이 들면 누구나 마음이 무거워지기 마련이죠.

노년의 향방을 가르는 용기

용기를 가지라고 말하기는 참 쉽다는 걸 나도 잘 안다. 그러나 우리는 스스로 생각하는 것보다 훨씬 더 용감한 존재다. 특히 현실을 제대로 직면하고, 우리가 더 이상 젊지 않기 때문에 더 자주 엄습하는 불안에 대처하기 위해서라도 더 큰 용기를 낼 수밖에 없다.

몇 가지 예를 들어보자. 예전만큼 머리가 빠르게 돌아가지 않는다고 느낀 적이 있는가? 아니면 열쇠나 안경을 어디에 뒀는지 몰라서 찾아 헤매는가? 그렇다고 걱정할 필요는 없다. 이것은 알츠하이머병의 첫 신호가 아니라 노화의 아주 자연스러운 과정이다. 이런 과정이 이미 우리가 20~30대였을 때부터 아주 천천히 진행되고 있었다고 전문가들은 말한다. 시간이 흐름에 따라 회색 뇌세포 수는 조금씩 줄어들기는 하지만 나머지는 계속해서 탁월하게 기능하기 때문에 학습 능력, 종합적인 판단 능력 그리고 상상력에는 아무런 문제가 없다. 다만 세포끼리 커뮤니케이션하는 데 시간이 걸리기 때문에 새로운 정보를 입력하고 기억할 때 조금 더 노력이 필요하다. 그러니 용기를 가져야 한다. (뇌세포들이 그냥 편안하게 꾸벅꾸벅 졸고 있지 않고 깨어서 집중하게 만들 수 있는 많은 방법들이 있다. 관련 내용은 6장 117쪽부터 참고.)

회색 뇌세포는
나이가 들어도 배우고 싶어 한다.

또 다른 예를 들어보자. 사장이 최근에 부쩍 "인력 감축" "조금 있으면 더 이상 다른 선택의 여지가 없을 수도…" 같은 말을 자주 한다. 당신은 사장이 경영 압박을 느끼고 있고 직원 몇 명을 해고해야 한다는 것을 눈치챘다. 경영 악화 때문에 어쩔 수 없이 말이다. 아니면 나이 든 직원들을 파트타임으로 돌릴지 모른다. 그런데 하필 당신이 해고 대상자가 된다. 그야말로 재앙이다. 고용노동부에 찾아가면 직원은 고개를 가로저으며 "선생님 연세에는… 더 이상 마땅한 일자리가…"라고 중얼거릴 것을 예감하기 때문이다. 그러면 자존감 따위는 저 멀리 달아난다. 집안에서의 위상, 안정적인 수입, 9월에 그란 카나리아섬으로 떠나기로 했던 여행, 좋은 회사 동료들 등 모든 게 다 사라져버린다.

여전한 선입견

심리학자인 울리케 파스벤더Ulrike Fasbender 박사는 기센Gießen 대학교에서 노화에 따른 차별에 관한 다양한 연구를 진행한다. 그런데 놀랍게도 '나이든 사람' 카테고리에 45세 이상 또는 50세 이상도 벌써 포함된다! 파스벤더 박사는 이런 차별이 특히 직장이나 새로운 직업을 찾을 때 두드러지게 나타난다고 말한다.

구체적으로 나이 든 집단을 '생산성이 떨어지고 자주 아픈 사람'으로 간주하고, 새로운 기술에 대해 잘 모르고 전체적으로 능력이 떨어진다는 선입견을 보인다. 그리고 대체로 나이 든 사람들의 인지능력에 근본적인 의심을 품었다. 하지만 이런 모든 선입견들은 사실이 아니었다. 오히려 그 반대

였다. 나이 든 사람들이 기업의 변화에 대체로 열려 있고 계속해서 자기 계

발을 하며 충분한 학습 의욕을 지닌다는 연구 결과도 있다고 밝혔다.

다만 파스벤더 박사에 의하면 나이 든 직원들은 부정적인 평가를 개인적

인 비난으로 받아들이는 경향이 있어서 자존감과 직업적 자기 효능감에

의문을 품게 된다고 한다. 그 결과 나이 든 직원들은 중요한 경험을 젊은

동료들과 덜 나누게 되고 회사 입장에서는 소중한 지식들을 잃게 된다.[iv]

어떻게 해야 할까?

이런 상황에서 무엇을 해야 할지는 분명하다. 해고를 당한 후 자신의 권리와 경제적 보상에 관한 상담을 받는 것 외에 새로운 목표를 세워야 한다. 자기 연민에 빠지는 대신 자신의 삶을 다시 한 번 완전히 다르게 시작할 수 있다는 홀가분한 깨달음에 이를 수 있어야 한다.

> 나이 들었을 때 중요한 것,
> 새롭게 시작할 수 있는 용기.

종이와 연필을 챙겨 차분히 자리 잡고 앉아서 자신이 정말

관심 있는 것이 무엇인지 적어보자. 또는 근처에 있는 시민대학을 찾아가서 어떤 강좌들이 있는지 알아보자.

— 말은 쉽죠. 어느 날 갑자기 안정된 일상으로부터 내팽개쳐지는 것이 어떤 의미인지 짐작이나 하세요?

물론입니다. 제가 실제로 당해봤기 때문에 잘 알아요. 뮌헨에서 내과 의원을 운영하고 있었는데 68세가 되기 직전에 독일의 새로운 보건 시스템하에서는 의사가 만 68세부터는 더 이상 공공 의료보험 환자들을 진료하면 안 된다는 지침을 전달받았어요. 정말 엄청난 충격이었죠. 민간 의료보험에 가입된 환자들만을 위한 병원은 운영하고 싶지 않아서 병원을 포기했습니다. 결국 예상했던 대로 그 후 엄청난 정신적 공허감에 시달렸고요.

— 그래서 어떻게 됐어요? 어떻게 어려움을 극복하셨나요?

제가 항상 '대화를 많이 하는 진료'를 중요하게 여겨왔다는 점을 다시 떠올려봤어요. 저는 환자들에게 그들의 몸에 어떤 문제가 있는지 그리고 제가 특정 치료를 왜 추천하는지 설명하고 싶었어요. 저는 환자들이 어떤 정신적 상태나 사회적 상황에 처해 있는지 알아내는 것이 중요하다고 생각해왔습니다. 대화를 많이 하는 진료를 통해서 복잡한 의학적 사실들을 이해하기 쉽게 설명하는 법을 배웠거든요. 물론 처음에는 쉽지 않았습니다. 저도 모르게 전형적인 대학 병원 소속 의사 같은 말투로 다시 돌아왔을 때 환자들이 눈을 동그랗게 뜨고 저를 쳐다보던 모습이 아직도 생생하게 기억나네요. 아무리 똑똑한 척 설명을 해봤자 그 설명이 환자들의 한쪽 귀로 들어갔다가 다른 쪽 귀로 나오는 게 눈에 보일 정도였죠.

우리가 사용하는 언어는 정말 풍부해서 인간의 몸과 같이 아주 복잡한 것도 잘 설명할 수 있어요. 그래서 이런 경험을 바탕으로 일반인, 환자 그리고 보호자 들을 위한 책을 쓰기 시작했지요. 예를 들면 심장이나 면역체계에 대해서 말이죠. 이 일은 마치 새로운 직업 같았고 오늘날까지도 저에게 아주 소중한 의미가 있습니다.

(지금은 만 68세부터 공공 의료보험 환자들을 진료하면 안 된다는 규정이 사라졌다.)

나이 들어도 늙지 않기를 권하다

우리에게는
여전히 시간이 있다

다행히 나이 든 사람들에 대한 이미지가 많이 변했다. 나이 들었다는 이유로 아무것도 안 하고 가만히 있거나 예전의 것들을 움켜쥐고 있는 모습을 떠올리는 사람은 이제 거의 없다. 물론 우리같이 나이 든 사람들은 10대라면 누구나 능숙하게 처리하는 컴퓨터와 관련된 문제를 가끔 겪기는 한다. (우리는 젊은 사람들처럼 트위터 같은 SNS에 열광적으로 몰입하지 않는다.) 그렇지만 회의적인 사회학자들조차도 은퇴자 중에는 젊은이들보다 생각이 더 기발하고 행동이 더 과감한 사람들도 있다는 것을 인정한다.

여전히 우리에게는 시간이 있으며 이 시간을 이용할 수 있는 자유가 많다. 코로나 팬데믹으로 인해서 활동이 제한되고 여행과 일상적인 만남이 어려울 때에도 우리 중 많은 사람들은 새로운 관심사나 자신의 가능성을 발견했다. 환상적인 요리나 인형 만들기부터 그리스 역사 탐구까지, 우리가 상상하는 것보다 우리 앞에는 훨씬 더 많은 기회들이 놓여 있다. (내 친구는 헬레니즘에 푹 빠졌다. 친구는 락다운 기간 영상으로 접한 고대 그리스 문화에 엄청난 관심을 품게 되어 곧 현지로 직접 가서 그 발자취를 따라가는 여행을 할 예정이다.) 우리는 새로운 정보와 생각, 감정, 무엇보다 살아 있다는 감각과 이 세상에 동참해서 살아간다는 깨달음을 통해 변한다. 그것이 바로 자존감이며 당신이 젊음을 유지하기 위해 필요한 것이다.

4장

노화를 늦추는 두 번째 조건,

건강한 식생활

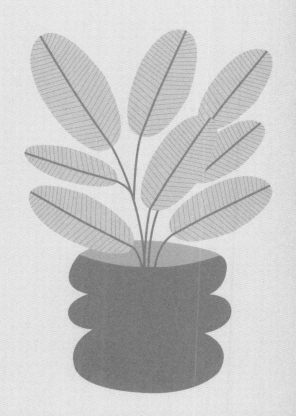

앞에서 우리의 정신을 재무장했으니 이제 젊음을 유지하는 또 다른 측면을 살펴보자. 바로 우리 몸이다. 사실은 늦어도 서른 살쯤에는 누구나 자기 몸을 잘 살피고 건강하게 돌봐야 한다. 그래야 노년을 별문제 없이 맞이할 수 있다.

유감스럽게도 그럴 기회를 놓쳤다고 생각하는가? 절대 늦지 않았다. 당신이 70세가 다 되어서야 건강을 해치는 나쁜 습관들을 버리겠다고 결심한다면(몸의 어떤 부분들은 이미 조금씩 망가졌겠지만), 예를 들어 마침내 담배를 끊고 몸에 해로운 음식을 멀리하고 당장 매일 30분씩 운동을 하거나 적어도 산책이라도 한다면, 당신의 몸은 정말 기뻐할 것이다. 특히 뇌와 같은 기관에 혈액순환이 원활하게 이루어지고 근육이 다시 생기고 면역체계가 자신이 맡은 중요한 임무에 집중하게 된다.

우리가 건강한 몸으로 노년을 보내려면 우선 '젊음을 유지하는 다섯 개의 기둥'을 명심해야 한다. 이 기둥은 튼튼한 뼈, 유연한 관절, 강한 근육, 탄력 있는 혈관 그리고 깨어 있는 뇌세포다.

연구진들은 최근 몇 년 사이 노년에 신체 건강을 위협하는 몇 가지 요인들을 발견했다. 우선 나쁜 결과를 초래할 수밖에 없는 낙상과 근육이 서서히 줄어드는 근감소증을 조심해야 한다. 독감이나 대상포진뿐만 아니라 암 질환을 유발할 수 있는 면역체계의 약화도 주의해야 한다. (5장 102쪽 참고.) 또한 연구진들은 우리가 오랫동안 별문제가 없다고 여겼던 현상을 가장 집중적으로 연구했다. 연구 결과에 따르면 이것은 기대수명을 단축시키고 삶의 질을 떨어뜨리는 데 결정적인 역할을 한다. 바로 '과체중'이다.

우리는 이런 모든 문제들을 살펴볼 것이다. 하지만 그에 앞서 나이가 많든 적든 그 중요성을 제대로 인식하지 못하고 있는 주제를 먼저 언급하고 넘어가려고 한다. 몸을 튼튼하게 하고 엄청난 수의 세포에 에너지를 공급하기 위해서 우리는 몸에 어떤 먹거리를 제공하는가? 가능한 해로운 것들을 배제하려고 노력하는가? 먹는 즐거움이 우리의 몸뿐만 아니라 우리의 영혼에도 좋은 영향을 미친다는 것을 인식하고 있는가?

우리는 건강한 음식을 섭취해야 할 뿐만 아니라 우리의 마음을 어루만져주는 음식을 섭취해야 한다.

세포를 젊게 만드는 식사법

조금 과장되게 들릴 수도 있지만 실제로 우리가 먹는 음식이 노화로 인한 질병을 예방하는 중요한 도구가 될 수 있다. 우리는 결단을 내려야 한다. 우선 상당히 파렴치한 식품 산업계가 뻗치는 다양한 유혹의 손길에 어떻게 맞설 것인가 하는 문제다. 광고에서 보여주는 화려하고 알록달록한 상품들, 즐거워 보이는 아이들, 화목한 가족들, 활력 넘치는 스포츠 스타들 그리고 평화로워 보이는 소들의 모습을 보면서 그 모든 피자, 감자 칩 그리고 인스턴트식품 들이 편리하고 저렴할 뿐만 아니라 우리를 더 행복하게 만들어줄 것이라는 주장에 설득당

할지 아닐지 선택해야 한다.

전문가들은 우리가 지역에서 생산되는 신선한 채소, 제철 과일, 비타민이 풍부한 샐러드와 건강한 자연식품 대신에 우리 몸의 면역체계를 해치는 방부제, 인공감미료 그리고 인공향신료 등등 각종 화학물질이 들어간 식품들을 고른다고 말한다. 질이 낮은 원재료와 과도한 지방, 설탕 그리고 소금 함량에 대해서는 말할 것도 없다.

— 너무 깐깐하게 생각하는 거 아닌가요? 그래도 그런 음식들은 아주 맛있잖아요.

그런 제품에 입맛이 길들여져 있기 때문입니다. 요즘 아이들에게 공장에서 만든 딸기 요구르트와 진짜 딸기로 만든 요구르트를 주면 아이들은 인공 요구르트를 '더 맛있고' '더 진짜 같고' '더 신선하다'고 말할 가능성이 높아요. (실제로 실험을 한 적도 있다.)

정말 안타깝고 슬픈 일이지만 일단 원래 주제로 다시 돌아가기로 합시다.

— 좋습니다. 그렇다면 박사님이 생각하는 가장 이상적인 식사는

어떤 걸까요?

대답을 하기에 앞서 우리의 환상적인 몸을 잠깐 살펴볼
게요. 음식이 우리 몸에 미치는 엄청난 영향을 이해하기
위해서 말이죠.

우리 몸의 모든 세포에서는 대사 과정이 일어납니다. 세
포는 자신의 작은 발전소인 미토콘드리아에서 받은 영
양소를 에너지로 바꿔요. 이때 소위 활성산소라고 하는
부산물이 만들어집니다. 활성산소는 상당히 공격적인
쓰레기로, 세포를 손상시키고 산소 공급을 방해하고 조
기에 세포가 죽게 만듭니다. 어떤 사람이 섭취하는 음식
에 화학물질이 많이 들어 있을수록 그의 몸은 환경 독소
에 더 많이 노출되고 그만큼 활성산소의 양은 더 많아지
며 세포들은 활성산소로부터 벗어나기 점점 더 어려워
집니다.

그렇지만 우리는 세포가 이런 활성산소를 '떨치도록' 도
울 수 있습니다. 올바른 영양 섭취를 통해서요. 신선한
채소, 과일, 견과류 그리고 좋은 품질의 식물성기름에는
활성산소를 막는 항산화 물질이 들어 있어요. 비타민과
소위 2차 대사산물이라고 하는 플라보노이드, 라이코펜,

베타카로틴, 페놀산 등이 있지요. 이런 성분들은 우리 세포를 젊게 유지하는 데 도움이 됩니다. 모든 세포에 해당되지만 그중에서도 특히 독감, 암, 대상포진과 같은 질병으로부터 우리를 지켜주는 면역세포에 도움이 됩니다.

건강한 면역체계를 위한 영양소와 대표 식품

- 비타민 A

  붉은색과 노란색 채소(당근!), 어유와 식물성기름, 간, 우유와 유제품

- 비타민 C

  감귤류, 키위, 파프리카, 브로콜리, 감자

- 비타민 E

  식물성기름(현미유와 올리브유), 통밀, 견과류, 파프리카, 우유, 생선

- 비타민 B6

  콩, 통밀, 견과류, 생선

- 비타민 B12

  우유, 치즈, 계란, 육류, 간, 생선

- 셀레늄과 아연

  통곡물 식품, 아보카도, 육류, 계란, 해산물

　나이가 들어서도 **튼튼한 뼈**를 유지하기 위해서는 충분한 양의 칼슘을 섭취해야 한다. 뼈는 다른 기관과 마찬가지로 계속해서 재생되어야 하기 때문이다. 이와 관련해서 5장의 94쪽에서 더 자세히 다룰 예정이다. 여기서 먼저 짚고 넘어가고 싶은 것은 우리가 매일 식품으로 섭취해야 하는 칼슘의 권장량이 약 1,000밀리그램(우리나라의 50대 이상 일일 칼슘 권장량은 700~800밀리그램)이라는 사실이다. 치즈, 브로콜리 같은 특정한 채소 또는 칼슘 함량이 높은 생수 등을 마심으로써 일일 권장량을 쉽게 채울 수 있다. (식품별 칼슘 함량을 정리한 212쪽 표 참고.)

　우리는 혈관이, 그중에서도 특히 동맥이 좁아지거나 막히게 되는 동맥경화의 위협을 받고 있다는 것을 알고 있다. 따라서 콜레스테롤 함량이 높은 동물성 지방의 과다 섭취를 주의해야 한다. (지방이 많은) 붉은 고기, 햄, 훈제 식품, 버터와 크림 등을 조심해야 하며, 버터 대신에 식물성기름, 예를 들어 올리브유나 카놀라유를 사용해서 요리하는 걸 권한다. 그렇다고 식습관만으로 높은 콜레스테롤 수치를 낮출 수 있는 것은 아니다. 많은 사람들의 경우 유전적 소인으로 인해 간에서 너무 많은 콜레스테롤을 만들어내기 때문이다. 그렇지만 추가적으로 약을 복용해야 한다고 해도 콜레스테롤 함량이 낮은 음식을 섭취하는 것은 도움이 된다.

한편 노화를 연구하는 전문가들은 나이 든 사람들이 쇠약해지고 근손실이 나타나는 이유가 신체 활동뿐 아니라 단백질 섭취가 부족하기 때문임을 밝혀냈다. 꾸준한 운동은 물론 지방이 적은 육류나 생선 또는 계란에 들어 있는 질 좋은 단백질 섭취를 늘려야 한다고 말한다. 나이 든 사람들이 단백질이 풍부한 식사를 할 수 있도록 각별히 신경을 써야 하는 이유다.

올바른 영양 섭취를 위한 팁은 다음과 같다.

● 가능하면 지역에서 생산되는 신선한 재료를 영양 손실을 최소화하는 방법으로 조리해 섭취

- 요구르트와 치즈 같은 (저지방) 유제품 섭취
- 가능하면 유기농으로 재배된 채소와 과일로 다량의 비타민과 섬유질 섭취
- 가능하면 정제되지 않은 곡물과 콩, 견과류 많이 섭취
- '붉은' 고기(돼지고기, 소고기, 양고기)는 줄이고 생선과 가금류 고기 섭취 늘리기
- 훈제 고기와 소시지와 같은 가공육 섭취 줄이기
- 베이컨, 라드, 버터, 크림과 같은 동물성 지방 섭취 줄이기(연어나 고등어와 같이 불포화 지방이 많은 생선은 예외)
- 설탕, 케이크, 초콜릿 그 외 달콤한 간식 섭취 줄이기
- 충분한 수분 섭취. 최소한 1.5리터 생수 또는 허브 티여야 하며 설탕이 들어 있는 레모네이드나 콜라 제외. 과즙으로만 만든 순수한 과일 주스는 물로 희석해서 마시기
- 술 줄이기. 하루에 와인 한두 잔, 맥주 500밀리리터 이하로 섭취
- 커피와 홍차는 적당량만 마시기

몇 가지 기본만 지키면 정말 훌륭한 식사를 준비할 수 있

다. 물론 이것도 당신이나 가족 중 매일 요리하는 사람이 있어야 가능하다.

물을 충분히 마셔야 한다!

— 박사님은 요리를 좋아하세요?

네, 아주 좋아합니다. 고급 레스토랑에서 나오는 그런 거창한 메뉴는 아니고 비교적 단순한 음식을 만들죠. 레몬 소스를 곁들인 닭, 채소 리소토 같은 것들이요. 저는 가족이나 친구들과 함께 저녁 식사를 하면서 대화하고 공감하는 시간을 보내는 걸 정말 좋아합니다.

— 만약 채식주의자라면 무엇을 먹어야 할까요?

채식주의는 아무런 문제가 되지 않습니다. 다만 비건 Vegan. 고기, 유제품, 어패류, 계란, 꿀 등 동물성 식품을 전혀 먹지 않는 극단적 또는 완전 채식주의자 – 옮긴이일 경우 비타민 결핍이 생길 뿐만 아니라 중요한 칼슘이나 단백질도 부족할 수 있어요. 나이가 들어서도 비건식을 하고자 하는 분들은 반드시 노인 의학을 전공한 의사에게 상담을 받아야 합니다.

콩이나 곡물과 같은 식물성 성분으로 만든 식물성 고기
(대체육) 제품들이 시중에 점점 더 많이 나오고 있는데
요, 성분 목록을 자세히 들여다봐야 합니다. 대체육 제품
들은 고기 맛을 내기 위해서 가공을 많이 하기 때문에 첨
가물이 들어갈 수밖에 없어요. 독일 최고의 소비자 보호
기관인 슈티프퉁 바렌테스트Stiftung Warentest는 일부 식물
성 버거에서 심지어 미네랄 오일 잔류 성분을 비롯한 여
러 가지 유해 물질을 발견한 적도 있습니다.

날씬한 몸 유지하기

나이가 많든 적든, 조금 살이 쪘든 말랐든 자신의 몸에 충분히 만족하며 살 수 있다는 것을 나도 잘 알고 있다. 그리고 어느 정도의 과체중은 몸에 해롭지 않다는 것도 맞다. 하지만 오늘날 독일과 다른 선진국에서는 인구의 절반이 과체중이고 비율은 점점 더 증가하는 추세다. 보건복지부 「OECD 보건통계 2022」에 따르면 우리나라의 과체중과 비만 인구는 37.8퍼센트다. - 옮긴이 과체중은 소아기부터 시작되어 성인이 될 때까지 이어지다가 그 상태에서 벗어나지 못하는 경우가 많다. 이는 유전적인 소인 때문만이 아니라 운동 부족과 무엇보다 가공식품 때문이다. 어려서부터 가공식품을 접한 아이들이 온갖 인공감미료와 지방과 설탕에 길들여진 탓에 과일이나 채소 같은 자연식품을 맛있게 느끼지 못하고 거부하는 것이 사실 놀라운 일은 아니다.

운동을 꾸준히 하고 날씬한 몸으로 성년을 맞이한 사람들도 40대부터 신진대사가 느려지고 에너지 필요량이 줄어들면서 과체중의 위험에 놓이게 된다. 이 말은 (규칙적으로 더 강한 운동을 하지 않는 이상) 식습관을 바꿔야, 즉 이 시점부터는 칼로리 섭취를 줄여야 한다는 것을 의미한다. 그래야만 체중이 느리지만 지속적으로 증가하는 것을 막을 수 있다. 오늘날 독일에서는 60세를 맞이하는 남성 중 55퍼센트와 여성 중 46퍼센트가 과체중이라는 통계가 있다. 인구 중 25퍼센트는 심지어 비만증에 해당하며 이는 건강과 기대수명에 안 좋은 영향을 미친다.

과체중의 위험을 가장 간단하게 측정해볼 수 있는 지표는 체질량지수[BMI]다. 체중(kg)을 키(m)의 제곱으로 나누면 되는데 예를 들어 키가 1.7m이고 체중이 90kg이라면 체질량지수는 다음과 같이 계산할 수 있다.

$1.7 \times 1.7 = 2.89$

나이 들어도 늙지 않기를 권하다

90 ÷ 2.89 = 31.14

체질량지수는 18~24가 가장 이상적이다. 25~29는 '가벼운' 또는 '적당한' 과체중이며 30부터는 비만이다.

―

— 체중을 줄이는 것이 왜 그렇게 중요한지 설명해주실 수 있을 까요?

고도비만이라 움직이는 것도 힘들고 다른 사람들의 도움을 받아야만 하는 분들은 여기서 굳이 언급하지 않아도 될 것 같습니다. 하지만 '가벼운' 과체중도 몸에 여러 부담을 줍니다.

- 과체중은 허리와 무릎관절에 지속적으로 부담을 주어 연골을 퇴화시킵니다. 그 결과 관절증이 발생하는데 예민한 부위가 닳기에 통증이 심하고 인공관절을 통해서만 치료할 수 있습니다.
- 살이 찌면 운동하거나 움직이는 것이 더욱 힘들어지고 살이 더 찌는 악순환이 반복됩니다.

- 당뇨병이나 고혈압에 걸릴 위험이 현저히 증가하고 동맥경화로 인해 혈관이 점점 좁아지며 모든 기관, 그 중에서도 특히 심장과 뇌에 산소 공급이 줄어들 가능성이 올라갑니다.
- 지방이 복부 둘레에만 붙는 것이 아니라 무엇보다 복부 내부에 집중되기 때문에 폐가 아래쪽으로 충분히 팽창하기 힘들어집니다. 그래서 혈액에 산소 공급이 줄어들게 됩니다.
- 내장 지방은 염증 호르몬을 만들어내는데 이 호르몬은 동맥경화를 일으키는 역할을 하기도 합니다. 과체중인 사람들의 암 발병률이 더 높다는 연구 결과도 있어요. 비만은 흡연 다음으로 흔한 암 발병 요인입니다. 생성된 염증 물질이 면역체계를 마비시켜 암이 발생된다고 설명합니다.[V]

― 상당히 우울한 이야기네요.

네, 안타깝지만 그렇습니다. 물론 과체중이지만 건강한 사람들도 있어요. 하지만 이런 경우에도 10년, 20년이 지나면 과체중으로 인한 전형적인 문제들이 대부분 나타난다는 것이 밝혀졌습니다.

— 그러니까 살을 빼야겠네요. 어떻게 하면 살을 잘 뺄 수 있나
  요?
시중에 떠도는 수많은 다이어트 방법들은 효과가 없습
니다. 다이어트는 살을 더 찌게 만들어요. 전부 다요.

— 박사님도 다이어트를 해본 적이 있나요?
아니요. 저는 과체중인 적이 없었어요. 그렇지만 45세가
되고부터 체중에 신경을 조금 더 쓰기 시작했고 살이 찌
는 음식들을 피하거나 조심했습니다.

— 저희 이모가 10킬로그램 정도 체중을 감량한 적이 있어요.
  정확히 기억은 나지 않지만 아마도 단백질 음료 다이어트나
  탄수화물 절식을 했던 것 같아요. 안타깝게도 다시 살이 쪘지
  만요. 전보다 오히려 더 많이요.
원래 그렇습니다. 2주나 3주 정도 에너지 공급량이 줄어
들면, 그러니까 극단적으로 절식을 하면 당장은 살이 빠
지죠. 그런데 절식을 하면 몸은 이제 굶어 죽을지도 모

른다는 비상 상황으로 인식합니다. 당신의 장, 갑상샘(갑상선) 그리고 뇌에서는 비상 상황에 맞게 즉시 특별한 호르몬과 화학전달물질을 만들어내서 생존을 위해 에너지 소비는 최소화하고, 에너지 저장은 최대화해요. 이런 특징은 조상들에게 물려받은 겁니다. 사냥을 하면서 매일 운이 좋은 것은 아니기 때문에 충분한 먹이 없이 버텨야 하는 날들이 있기 마련이었죠. 그런데 이런 배고픔 모드가 보통 1년 이상 유지된다는 것이 문제입니다. 그래서 단식 후에 평소대로 식사를 하든 먹는 것을 줄이든 먹는 족족 여분의 지방으로 저장됩니다. 그렇기 때문에 지속적으로 살을 빼려면 다른 방법을 찾아야 합니다.

다이어트는 오히려 살을 찌게 만든다.
다이어트 종류를 막론하고 전부 다.

— 간헐적 단식은 어떤가요?
간헐적 단식은 극단적인 다이어트를 할 때와 같은 몸의 변화는 일어나지 않기 때문에 도움이 될 수 있습니다. 일주일에 한두 번 정도 저녁 식사와 다음 날 식사 사이에

나이 들어도 늙지 않기를 권하다

16~18시간 정도 간격을 두는 것이 가장 효과가 좋아요. 그렇지만 심한 과체중인 경우에는 무리가 가지 않으면서도 지속적인 체중 감량법을 권합니다.

성공적인 체중 감량법

가장 중요한 점은 천천히 체중을 감량하는 것이다.

참고할 만한 간단한 방법을 살펴보자. 우선 한두 주 동안 먹고 마신 것을 빠짐없이 다 기록한다. 먹은 양도 기록하고 텔레비전을 보면서 먹은 간식, 레모네이드나 콜라도 놓치지 말자. 기록을 가지고 영양 전문가를 찾아간다. (보건소 담당자나 주치의가 알려줄 것이다.) 기록한 내용을 바탕으로 살찌게 만든 주범은 무엇이고 대체할 수 있는 음식은 무엇인지 상담한다.

달달한 간식이나 레모네이드 같은 칼로리 폭탄은 아예 끊

나이 들어도 늙지 않기를 권하다

는 것이 좋다. 케이크, 아이스크림, 초콜릿, 잼같이 설탕 함량
이 높은 식품들은 칼로리가 높다는 것 외에 또 하나의 단점이
있기 때문이다.

이런 식품들은 다량의 설탕(포도당)을 세포로 보내기 위해
서 췌장이 다량의 인슐린을 생성하게 만든다. 이때 인슐린의
일부가 사용되지만 일부분은 한동안 혈액 속에 남아서 혈당
을 낮추고 얼마 후 저혈당이 되게 만들기 때문에 이로 인해
엄청난 배고픔을 느끼게 된다. 그 결과는 자명하다. 또다시
초콜릿을 향해 손을 뻗게 되는 것이다.

영양 전문가들은 기본적으로 먹는 양도 줄여야 한다고 권
한다. 급격하게 줄이지는 않더라도 4분의 1정도는 줄여야 한
다. 동시에 포만감을 느낄 수 있도록 천천히 먹어야 한다.

만약 당신이 과체중이라면 이런 방법으로 한 달에 1킬로그
램씩 감량하는 게 딱 좋다. 더 이상 뺄 필요도 없다.

한편 위안이 되는 부분이 있다. 이러한 새로운 식생활을 한
동안 유지하면 예전에 즐겨 먹던 고칼로리 음식들이 더 이상
당기지 않거나 아주 적은 양으로도 포만감을 느끼게 된다. 몸
은 정신과 마찬가지로 학습 능력을 지닌다.

당연히 가끔씩은 먹고 싶은 것을 자유롭게 먹는 하루를 보내도 된다.

— 위 절제술과 같은 수술에 대해서는 어떻게 생각하세요?

과도하게 과체중인 사람들, 즉 체질량지수가 35를 넘어가는 사람들에게는 수술이 구조 수단이 될 수 있습니다. 말 그대로 '구조' 수단인 이유는 이런 환자들은 자연스러운 방법으로 살을 뺄 수 있을 가능성이 거의 없고, 결국 비만으로 인해 언젠가는 엄청난 후유증을 겪게 되기 때문입니다.

다만 비만 수술을 받고 나면 평생 주치의에게 신진대사와 비타민 관련 검진을 받아야 합니다. 그리고 이런 수술은 절대 간단하지 않고 지속되는 부작용을 동반할 수 있음을 염두에 두어야 하고요. 한 가지 예외는 복강경으로 수술하는 조절형 위 밴드인데 위 용량을 줄였다가 나중에 제거하는 것도 가능합니다. 하지만 나이 든 사람들에게는 어떠한 종류의 비만 수술이든 권하지 않습니다.

기본은 규칙적인 신체 활동입니다. 신체 활동을 통해서 신진대사가 활발해지고 과도한 에너지 공급이 줄어들면 우리 몸은 자신의 피부밑지방(피하지방)을 꺼내 쓸 수밖에 없습니다.

신체 활동과 운동에 대해서는 다음 장에서 조금 더 자세히 다루겠습니다.

5장

노화를 늦추는 세 번째 조건, 규칙적인 운동

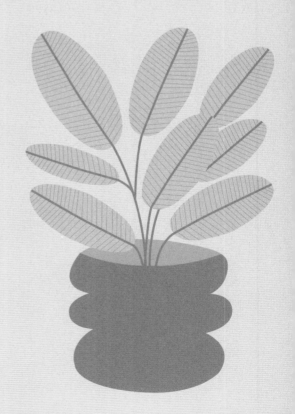

운동을 하고 난 후, 혹은 한 시간 정도 산책만 해도 기분이 한 결 좋아지는 경험을 누구나 해봤을 것이다. 더 단단해지고 에 너지가 충전되며 기분이 좋아진다. 놀라운 일은 아니다. 운동 을 통해서 우리 몸을 구성하는 100조 개의 세포는 더 많은 영 양소를 공급받았고, 폐는 더 많은 산소를 들이마셔 혈액에 전 달했다. 심장 근육은 혈액을 모든 기관에 공급하기 위해서 더 열심히 움직여야 했지만 운동하는 것을 즐겼다. 뇌세포는 행 복 호르몬인 세로토닌을 더 많이 분비했다. 다만 근육들은 너 무 많이 일해야 했기 때문에 살짝 화가 났지만 그래도 이런 운동을 거쳐 더 강해진다는 것을 충분히 납득했다.

레오나르도 다빈치는 "움직임은 모든 생명의 근원이다"라고 말했다. 의사들은 몸을 움직이는 것을 "묘약"이라고 말하면서 "모든 움직임이 다 중요하다"고 덧붙인다. 이 말은 특히 나이 든 사람들에게 주요하다.

신체 활동이 성공적인 나이 듦을
가능하게 하는 열쇠다.

규칙적인 신체 활동을 통해서 심혈관 질환을 예방할 수 있다는 연구 결과는 너무나 많아서 일일이 언급조차 하기 힘들다. 이미 심혈관 질환을 겪고 있다 해도 실망하긴 이르다. 특정한 훈련 프로그램으로 해당 질환을 잘 치료할 수 있다는 연구 결과도 있다. 면역체계를 위해서도 신체 활동은 꼭 필요하며, 체중 부하가 실리는 운동을 꾸준히 하지 않으면 뼈가 약해진다.

최근에 의사들은 암 환자들에게 운동 프로그램을 추가로 처방하기도 한다. 때로는 화학 치료를 더 받는 것보다 운동이 우리 몸에 도움이 되는 경우도 있다는 사실이 밝혀졌기 때문이다. 환자들은 운동을 통해서 다시 긍정적인 생각을 하고 자신의 몸을 신뢰하게 된다.

물론 나이가 들면 더 이상 스키를 타고 신나게 설산을 질주하며 내려가지는 못하겠지만 평지에서 크로스컨트리 스키를 즐길 수 있다. 수영장의 3미터 점프대에서 다이빙을 하는 대신 물속에서 아쿠아로빅을 하면서 관절을 단련할 수도 있다. 조깅을 하는 대신에 노르딕 워킹을 하거나 그냥 가볍게 산책을 해도 된다.

— 박사님은 어떤 운동을 하세요?

예전에는 온갖 운동을 다 했습니다. 테니스, 수상스키, 수영 그리고 겨울에는 크로스컨트리 스키를 탔어요. 가끔 요트도 몰았고요. 다 잘하는 것은 아니었지만 그래도 아주 재밌게 즐겼습니다. 이제는 우리 강아지와 매일 산책을 나갑니다. 날씨에 상관없이 말이죠.

— 산책을 하신다고요? 너무 지루해요.

네? 자연과 함께하면 절대 지루하지 않습니다. 계절마다 바뀌는 나무의 모습을 관찰하는 것만으로도 정말 재밌지요. 보리수 꽃 주위에서 윙윙거리는 벌 소리에 귀를 기울이는 것도 즐겁습니다. 숲속에서 자라는 버섯 그리고 잔디밭에 핀 꽃 들을 관찰하는 것도요. 안 그래도 지루하다고 생각하는 사람한테 이런 설명으로 더 지루하게 만들 생각은 없지만요. 그나저나 산책을 하면서 운동도 할 수 있어서 정말 좋습니다. 산책할 때 제가 실천하는 걷기법을 소개할게요.

- 자세를 바르게 하고 꼿꼿하게 걷기. 어깨를 펴고 배는 집어넣고 팔은 가볍게 흔들기
- 균형 감각을 연습하기 위해서 가상의 선을 따라서 정확하게 30걸음 걷기
- 네 걸음 걸으면서 코로 숨을 깊이 들이마시고 다시 네 걸음 걸으면서 입으로 숨을 내쉬기

마지막 방법은 다섯 번 반복하는데 폐 건강에 도움이 됩니다.

— 그런 다음에 또다시 나무를 구경하나요?

맞습니다. 우리 집 가까이에서 여러 새들을 관찰할 수 있을 뿐만 아니라 특히 겨울에는 작은 여우나 담비도 볼 수 있어요. 정말 지켜보는 것만으로도 너무 즐겁지요.

이제 다시 진지한 이야기로 돌아가자면 고령자는 주치의와 미리 상의해서 각자에게 맞는 운동이나 운동 프로그램을 추천받고 방법이나 횟수를 정하는 것이 좋습니다.

골다공증은 예방이 우선

뼈가 약해지는 골다공증은 반드시 그런 것은 아니지만 대체로 나이 든 사람들에게 찾아오는 심각한 질병 중 하나다. 골다공증은 강한 통증도 문제지만 골다공증이 심해지면 다른 사람의 도움을 받아야 움직일 수 있어 무엇보다 삶의 질이 떨어지게 된다. 골다공증으로 인해 척추골절이 일어나거나 허리뼈가 망가지는 경우가 있는데 널리 알려져 있는 질병이니만큼 문제를 제때 알아차리고 치료하면 나을 수도 있다. 물론 가장 중요한 건 예방이다.

뼈는 생명이 없는 물질이 아니다. 뼈는 평생 가는 건축 현장으로, 수백만 개의 뼈세포가 사라지고 새로운 세포로 대체되며 칼슘을 통해 단단해진다. 이런 건축과 해체가 평생 동안 잘 이루어지게 하기 위해서 우리는 몸을 도와줘야 한다.

- 칼슘을 충분히 섭취할 수 있는 식사를 해야 한다. '충분하다'는 의미는 하루에 약 1,000밀리그램, 즉 1그램 정도를 말한다. (우리나라의 50대 이상 일일 칼슘 권장량은 700~800밀리그램이다.) 이 정도 양은 보통 단단한 치즈 100그램에 들어 있다. 물론 다른 유제품이나 특정 채소, 과일 그리고 생수도 비교적 많은 칼슘을 함유한다. 약국에 가면 칼슘 함량표를 찾아볼 수 있다. (4장 70쪽과 212쪽 표 참고.)

- 칼슘이 뼈세포에 잘 흡수되게 하기 위해서는 혈액 속에 충분한 양의 비타민 D가 있어야 한다. 주치의는 당신의 비타민 D 수치를 측정해서 만약 너무 낮을 경우 하루 400~1,000 단위 보충제를 처방해줄 것이다. 그렇다고 무턱대고 비타민을 구입해 복용하지 않기를 바란다! 과다 복용은 특히 신장에 매우 해롭다.

- 뼈 건강을 위해서는 칼슘 섭취 외 신체적인 활동도 반

드시 필요하다. 우리가 걷거나 뛰고 노를 젓고 탁구 등을 할 때 뼈에 가해지는 적당한 압력과, 우리가 움직일 때마다 일어나는 근육의 수축과 이완은 골격계에 매우 중요하다. (예전에 우주 비행사들은 무중력 상태에서 몇 달씩 지내고 오면 골격에 가해지는 압력이 없어서 골감소증과 근손실로 고생했다. 현재는 이를 예방할 수 있는 기구들이 있다.) 태극권이나 요가와 같은 부드러운 운동도 뼈 건강에 도움이 된다.

만약 이미 골밀도가 떨어져 있다면 가능한 한 빨리 정형외과나 골다공증 클리닉을 찾아가야 한다. 다행히 지난 몇 년간 골다공증 치료에 많은 발전이 있었다. 나의 옛 스승이자 골다공증 전문가인 라이너 바르틀[Reiner Bartl] 박사는 최근 골다공증과 관련된 훌륭한 책을 집필했는데 골다공증으로 고생하시는 분들에게 추천하고 싶다.[vi]

반드시 피해야 할 낙상

나이 든 환자들을 진료하는 전문의들이 몇 년 전부터 우려를 표하는 현상이 있다. 낙상 때문에 수주 동안 병원에 누워 있거나 움직이기 힘들어져 간병이 필요한 사람들의 숫자가 현저히 높아졌다는 것이다. 물론 이러한 현상의 배경에는 길어진 기대수명이 있다. 하지만 65세 이상 인구 중 3분의 1 정도가 1년에 한 번 정도 심한 낙상 사고를 겪고 있고, 낙상 사고 중 10퍼센트가 골절이나 다른 심각한 부상으로 이어지는 것은 슬픈 현실이다. 따라서 우리는 낙상을 막기 위해 전력을 다해야 한다.

계단을 오르내릴 때
반드시 한 손으로는 난간 잡기!

물론 젊은 사람들도 넘어진다. 아이들이야 워낙 잘 넘어지고 운동 종목에 따라서는 넘어지는 것이 경기의 일부이기도 하다. 예를 들어 축구에서는 거의 매분 선수가 넘어지거나 부딪히거나 발에 걸어차이기도 한다. 그렇지만 대부분은 아무렇지 않게 다시 훌훌 털고 일어난다.

나이 든 사람들이 그렇게 하지 못하는 이유가 있다. 첫 번째 이유는, 우리가 익히 들어봤듯이 나이가 들면 생각을 하거나 기억을 떠올리거나 무언가를 배울 때 뇌세포들이 서로 소통하는 데 더 오래 걸린다. 이런 지연 현상은 낙상을 막을 수 있는 팔과 다리의 반사 신경에서도 나타난다. 반사 신경이 좋은 젊은 사람들은 넘어지는 순간 덜 다칠 수 있는 자세를 취한다. 축구 선수들은 넘어질 때 아주 노련하게 넘어질 뿐만 아니라 단단한 근육 덕분에 몸을 잘 보호할 수 있다.

나이 든 사람에게 낙상 사고가 잦은 두 번째 이유가 있다. 평생 운동을 하지 않았거나 활동량이 많지 않은 노인들은 근

나이 들어도 늙지 않기를 권하다

육량이 현저히 감소하기 때문이다. 예전에는 산책도 많이 하고 자전거를 타고 출퇴근하며 무거운 냄비나 정원 도구 들도 잘 다루면서 특별한 문제없이 지냈겠지만 어느 순간 근육이 가늘어지고 약해진다. 근감소증^{Sarcopenia}이 나타난 것이다. 이 단어는 그리스어에서 왔는데, 살을 뜻하는 sarx와 결핍을 뜻하는 penia의 합성어로 근육량과 근력의 손실을 의미한다. 이렇게 되면 자기 다리에 대한 절대적인 통제력을 잃게 되고 비틀거리다 잘못하면 계단에서 발을 헛디디게 된다. 게다가 시력도 떨어져서 장애물도 잘 보지 못한다. 그래서 거실에 깔려 있는 카펫의 주름에 걸려 넘어지거나 산책을 하다가 길에 떨어져 있는 돌멩이에 걸려 넘어지기도 하는 것이다.

화장실에 안전 손잡이를 설치하자!

전문가들을 세 번째 이유를 밝혀냈다. 바로 의약품이다. 나이 든 사람들에게 여전히 처방되고 있는 특정한 수면제가 가장 위험하다. 나이가 들면 신진대사가 느려지기 때문에 약 성분이 몸에서 분해될 때까지 상당 시간이 걸린다. 수면제의 효과가 아침까지 유지되어 잠에 취한 채 화장실로 가다가 넘어질 수 있다는 말이다. 고혈압 약이나 항정신성 의약품을 처방할 때에도 나이 든 환자들의 몸에 맞게 적정량을 처방해야 한다. 그리고 특히나 처방된 의약품들이 서로 부작용을 일으키지 않는지 확인하는 게 중요하다.

— 낙상 사고를 예방할 수 있는 방법에는 어떤 것들이 있을까요?
원칙적으로는 네 가지 방법이 있습니다.

● 신체 조절 능력과 균형 감각을 키워야 합니다. 우선은 재활 운동 전문가의 도움을 받아 연습하는 것이 가장 좋아요. 주치의에게 문의하면 적절한 곳을 소개해줄 겁니다. 아니면 가족에게 생일 선물로 좋은 병원에서 열 시간 정도 운동 치료를 받을 수 있는 이용권을 선물해달라고 해보세요. 자신에게 맞는 동작들을 잘 익혀두면 나중에 집에서도 혼자 연습할 수 있습니다.
● 다시 한 번 강조하자면 근육을 강화해야 합니다. 빠르게 걷는 산책과 수영 외에 전문가들은 아령이나 세라밴드를 이용한 근력 운동을 추천합니다. 처음에는 전문가의 도움을 받아서 시작하고 적응되면 10분 정도

집에서 매일 하는 것이 좋습니다.

- 물을 충분히 마셔야 합니다. 물을 너무 적게 마시면 불안하고 정신이 혼미해질 위험이 있습니다. (그리고 장기적으로 보면 신장에도 무리가 갑니다.)

- 매일 충분한 양의 칼슘을 섭취하는 것이 중요합니다. 이에 대한 내용은 앞에서 이미 자세히 다뤘습니다. (4장 70쪽 참고.)

면역체계 방어력 높이기

최근 몇 년간 점점 더 매혹적인 사실들이 밝혀지고 있는 주제를 다뤄보려고 한다. 100조 개의 세포, 화학전달물질 그리고 외·내부의 적과 싸우는 특수한 무기를 지닌 면역체계 없이 우리는 살아남을 수 없다. 면역체계는 파수꾼 역할을 하는 세포를 혈관과 림프관에 보내고 우리 몸에 침입하려고 하는 박테리아나 바이러스를 공격한다. 그리고 몸속에서 매일 약 10억 개의 세포가 세포분열 하는 것을 감시하고 완전하게 진행되지 않은 세포들을 파괴한다. 또한 장에 있는 착한 균들과 함께 소화와 영양분 흡수에 영향을 미친다. 한편 면역체계는 우리의 정신적 상태로부터 영향을 받는다. 한마디로 면역체계는 우리 몸의 건강 상태를 보여준다고 할 수 있다.

그런데 나이가 들어가면서 면역체계는 몸의 다른 장기들과 마찬가지로 변한다. 면역체계는 점점 힘을 잃고, 피로해진 세포는 적에 대항해서 더 이상 믿음직스럽게 반응하지 못한다. 때문에 우리는 면역체계가 방어 기능을 잘 유지할 수 있도록 미리미리 신경을 써야 한다.

— 그렇게 할 수 있는 방법은요?

우선은 모든 연령을 막론하고 면역 방어에 가장 중요한 것은 면역체계를 손상하지 않는 것입니다.

흡연을 하지 말아야 하고(전자 담배도 해로운 것은 마찬가지다!), 가공식품 섭취를 줄이고, 술은 적당량만 마시고, 충분한 수면을 취하고, 햇볕을 너무 많이 쬐지 말고, 무엇보다 지속적인 스트레스에 노출되지 않아야 합니다.

건강한 식생활이 우리의 면역체계를 어떻게 강화하는지는 이미 앞에서 다루었습니다. (4장 66쪽부터 참고.)

— 그 밖에 다른 방법이 있을까요?

이미 예상한 답이겠지만 많이 움직이는 겁니다. 기억하시나요? 운동을 많이 하는 사람들의 혈액 속에는 텔로머레이스 비율이 높습니다. 세포가 노화하는 것을 결정적으로 막아주는 물질이죠. (2장 27쪽부터 참고.) 그리고 아주 중요한 것이 바로 예방접종입니다. 특히 나이 든 사람들에게 위험한 전염병을 막기 위한 예방접종이요.

— 예방접종은 어린아이들에게만 필요한 줄 알았어요.

그렇지 않습니다. 예방접종은 우리의 면역체계가 약해질 때 필요합니다. 일종의 연습 프로그램으로 보면 됩니다.

나이 들어도 늙지 않기를 권하다

감염에 맞서는 예방접종

예방접종의 원리는 다들 잘 알고 있을 것이다. 이미 죽었거나 생화학적 처리로 더 이상 우리 몸에 병을 일으킬 수 없는 병원균을 우리 몸에 주입한 뒤, 면역체계가 해당 병원균에 대항하는 방법을 연습하게 해 항체를 미리 생성하게 하는 것이다. 예방접종을 하면 면역 파수꾼은 곧바로 항체와 특정한 T 림프구와 같은 방어 물질을 만들어낸다. 그러다 실제로 적이 살아 있는 바이러스나 박테리아의 형태로 인체에 침입하면 이들을 즉시 고도의 방어 체계로 막고 무력하게 만든다.

끔찍한 코로나 바이러스도
백신 접종으로 약화시킬 수 있었다.

60세 이상인 사람들에게 꼭 필요한 예방접종 대상 감염
병은 다음과 같다.

- **파상풍 – 디프테리아 – 백일해**

  해당 감염병 백신은 10년 주기로 맞는 것이 좋다.

- **폐렴구균**

  폐렴구균은 특히 나이 든 사람들에게 위험하다. 상부
  기도와 부비동에 염증을 일으킬 뿐만 아니라 심한 폐
  렴과 뇌수막염을 유발할 수 있기 때문이다. 백신은 대
  체로 안전하다.

- **인플루엔자(독감)**

  매년 아시아권에서 독감의 새로운 변이 바이러스들이
  발생하고 있다. 그렇기 때문에 그에 대응할 수 있는 백
  신을 매년, 특히 가을에 맞아야 한다.

- **대상포진**

  60세 이상인 사람들 중 약 95퍼센트 이상이 몸속에 대

상포진 바이러스를 지니고 있다고 한다. 어렸을 때 수두를 유발했던 바로 그 바이러스다. 하지만 수두가 다 낫고 나서 바이러스를 무찌른 것이 아니라 바이러스가 감각신경절에 대량으로 잠복해 있었던 것이다.

바이러스는 숨어 지내면서 면역체계가 노화 또는 질병으로 약해지기를 기다린다. 기회를 노리다가 은신처에서 나와 등에서 가슴이나 배 방향 때로는 얼굴 방향으로 나 있는 신경 경로를 따라 움직이며 신경 염증을 일으켜 물집(수포)을 만들어내고, 무엇보다 심한 통증을 유발한다.

안타깝게도 이런 통증은 물집이 다 가라앉은 후에도 대상포진 후 신경통으로 수개월 동안 이어질 수 있다. 다행히 대상포진을 예방할 수 있는 좋은 백신(싱그릭스, Shingrix)이 있으며, 2개월에서 6개월 간격으로 두 번 맞으면 10년 정도 효과가 있다고 한다.

● 진드기매개뇌염

뇌와 뇌수막에 침입하는 이 질병은 특히 진드기에 물려서 발생한다. 이런 진드기들이 서식하는 지역은 최근 몇 년간 증가했다. 보건 당국은 진드기가 많이 서식하는 지역에 대한 정보를 제공한다. 해당 지역에 거주하거나 여행을 계획하고 있는 사람이라면 예방접종을 하는 것이 좋다. 진드기에 물려서 발생하는 또 다른 질병인 라임병은 아직 예방할 수 있는 백신이 없다.

● **코로나 바이러스**

감염을 막아줄 수는 없어도 심각한 증세는 막아주는 2차 접종까지 마쳤기를 바란다. 백신의 효과가 얼마나 지속되고 언제 추가 접종을 해야 하는지는 아직 완벽하게 정해지지 않았다. 다만 전 세계에서 수많은 사람들의 목숨을 구한 백신을 생명공학자와 바이러스 학자 들이 이렇게 빨리 만들어낸 것은 기적에 가깝다. 바이러스가 계속해서 변이를 일으키기 때문에 앞으로 몇 달 혹은 몇 년 후면 백신도 그에 맞게 바뀔 것이다.

— 이런 모든 감염에 대비해서 예방접종을 하시나요?

네, 물론입니다. 저는 이것이 의학이 우리에게 제공하는 좋은 기회이자 선물이라고 생각합니다.

— 우리 면역체계도 중요하죠?

맞습니다. 그리고 저는 우리의 환상적인 면역체계에 대
해서 얼마 전에 책을 쓰기도 했어요.[vii]

재생이 불가능한 연골 지키기

우리 관절과 관련해서 몇 가지 중요한 사실들을 짚고 넘어가려고 한다. 아마도 당신은 지금까지 당신의 어깨, 무릎 그리고 특히나 손이 365일 수백만 번의 동작을 한다는 사실을 인식하지 못했을 것이다. 춤을 출 때, 요리할 때, 글을 쓸 때, 이를 닦을 때, 컴퓨터 마우스를 클릭할 때 그리고 당연히 운동할 때 관절은 쉴 새 없이 움직인다.

당장 오늘부터라도 당신의 관절에 대해 더 자세히 알아보고 관절의 소중함을 느껴보자.

관절은 자연의 예술 작품이다. 관절은 믿기 힘들 정도로 유연하고 강하지만 상당히 예민하기도 하다. 관절은 두 개 또는 여러 개의 뼈를 강하게 붙잡고 있는 동시에 뼈들이 서로 문제 없이 움직일 수 있을 만큼 느슨하다. 이게 과연 어떻게 가능할까?

뼈끝은 아주 매끈한 연골막으로 덮여 있다. 부드러운 막은 딱딱한 뼈가 서로 직접 맞닿지 않게 해주고, 완충제 역할을 하는 윤활액을 만들어낸다. 관절은 관절낭, 인대 그리고 근육에 의해 지지된다. 특히 스포츠 경기에서 좋은 기록을 내기 위해서는 인대와 근육 기관의 힘이 관건이다.

관절에서 문제가 되는 부분은 비교적 부드럽고 탄력 있는 연골이다. 연골은 뼈와 달리 혈관이 없고, 하중을 받을 때마다 마치 스펀지처럼 연골 안으로 스며들어가는 관절액에서 영양분을 공급받는다.

(만약 당신이 한 번도 일어나지 않고 두 시간 동안 계속 컴퓨터 앞에 앉아 있으면 당신의 허리관절, 무릎관절 그리고 척추에 있는 연골이 배고프다고 아우성을 칠 것이다!)

연골은 상당히 약하다. 그것도 매우 약하다. 그냥 나이가 들어가는 것만으로도 연골은 뻣뻣해진다. 게다가 크고 작은 사고를 경험하고 과체중이나 잘못된 과부하가 가해지면 관절낭은 느슨해지고, 관절 표면이 서로 어긋나게 되면서 연골층이 닳게 된다. 그 결과 불규칙한 구조가 생성되어 염증이 발생하고, 움직일 때마다 소리가 나고, 통증을 느끼게 된다. 이것이 우리가 알고 있는 관절증이다. 유감스럽게도 연골은 우리 몸의 조직 중 극히 드물게 재생이나 치유가 불가능하다.

— 연골이 재생이 안 된다면 어떻게 해야 하나요?

무엇보다 예방이 가장 중요합니다. 예방법은 무척 간단하고요.

- 근력 키우기. 근력을 강화하기 위해서 규칙적으로 반복해야 하는 동작들을 병원에서 먼저 배우고 연습해 보는 것이 좋다. 만약 이미 무릎 연골에 마모 증상이 나타났다고 해도 지속적으로 물리치료를 받으면 증상이 한결 완화되고, 관절증이 빠르게 진행되는 것을 막을 수 있다.
- 과체중이 되지 않도록 조심하기. 과체중을 예방하는

방법에 대해서는 앞에서 이미 자세하게 밝혔다. 20킬로그램짜리 캐리어를 50미터만 끌고 걸어보면 당신의 허리와 다리관절에 얼마나 많은 하중이 가해지는지 느낄 수 있다.

- 운동 중 부상 조심하기! 별로 대수롭지 않게 느껴지는 근육이나 인대 늘어남, 염좌 같은 가벼운 부상을 입더라도 바로 정형외과에 방문해 문제가 없는지 검사를 받아보자. 나중에 상태가 심해져서 찾아가면 치료는 훨씬 더 복잡해지고, 치료가 성공적으로 이루어지지 않을 수도 있다.

물론 관절증을 치료할 수는 있다. 관절 내시경을 통해서 너덜너덜해진 연골 표면을 매끈하게 만드는 것이다. 심한 염증이 있는 경우에는 관절에 주사로 스테로이드제를 주입할 수 있으나 장기적으로 보면 집중적인 물리치료가 훨씬 더 효과적이다.[viii] 무릎 연골층에 더 큰 문제가 있을 때, 뼈가 드러나 보인다든가 할 때에는 이상이 없는 다른 관절 부분에서 연골세포를 떼어낼 수 있다. 그런 다음에 연골세포를 연구실에서 증식시킨 후 고장 난 관절에 주입해서 연골 표면이 견고해질 수 있도록 한다. 하지만 이런 방법은 젊은 사람들에게만 효과적이다.

관절 손상이 아주 심한 경우에는 인공관절로 대체할 수 있는데, 이 방법은 특히 허리관절에 효과적이다. 무릎관절은 더 복잡하기 때문에 수술 후에 더 긴 시간 재활 치료와 인내심이 필요하다.

— 저희 어머니는 손 관절증을 앓고 있어요. 특히 손가락 쪽이 아프다고 하세요. 좋아질 수 있는 방법이 있을까요?

상당히 심한 통증을 호소하는 사례가 많습니다. 특히 엄지에 있는 안장관절에 문제가 있는 경우가 해당되고요. 이때에도 특별한 손가락 운동이 효과적이고 염증 크림, 통증 완화 크림이나 젤로 문질러주는 것도 도움이 됩니다. 이런 제품들은 약국에서 처방전 없이 구입할 수 있습니다.

— 그렇다면 관절염은 구체적으로 무엇인가요?

'염'이라는 것은 염증이 있다는 것을 의미합니다. '만성 다발성 관절염'은 '류머티즘 관절염'으로도 불리는데 자가면역질환의 일종입니다. 자신의 면역체계가 여러 개의 관절을 공격하는 것으로, 초기부터 꾸준히 치료를 받아야 합니다. 관절증과는 완전히 달라요.

6장

노화를 늦추는 네 번째 조건, 끝없는 배움

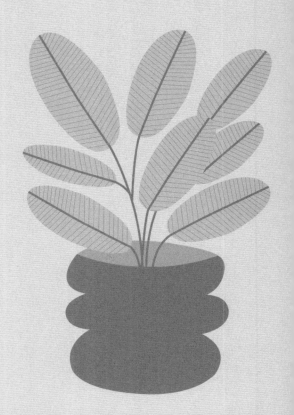

평생 배움을 멈추지 않는 것은 필수일 뿐만 아니라 배움은 실제로 엄청나게 재미있다! 우리는 약 1000억 개의 신경세포(뉴런)를 가지고 이 세상에 태어나는데, 우리는 살아가면서 이런 뇌세포들을 자신만의 지식, 경험, 생각 그리고 감정으로 프로그래밍한다.

걸음마를 배우는 어린아이의 경우 100번 정도 넘어지고 나면 다음에 넘어지지 않기 위해서 회색 뇌세포가 어떤 근육을 활성화시켜야 하는지 이해하고 기억하게 된다. 나중에는 언어, 수학 공식, 우리가 좋아하는 음악, 우리가 읽는 책, 여행지에서 찍은 사진, 친구들의 얼굴도 저장한다. 이 모든 것은 자전거 타기와 마찬가지로 자동적으로 뇌세포에 저장된다. 운동할 때 반복을 통해 능숙해지는 것처럼 말이다. 뇌는 이렇게 계속해서 습득하고 처리하는 데 한계가 없는 듯 보인다. 물론 어떤 사람들은 이런 프로그래밍을 하는 데, 즉 학습에 어려움을 느끼기도 한다.

그렇지만 놀라운 사실이 있다. 우리에겐 "뇌가 꽉 찼어. 더이상 자리가 없어"는 성립되지 않는다. 세포와 세포 사이를 연결하거나 새로운 세포를 만들어서 새로운 정보를 끊임없이 익히고 저장할 수 있다. 당연히 나이가 든 뇌라도 얼마든지 가능하다. 이것을 '뇌의 가소성Plasticity'이라 부르는데, 어제의 나의 뇌는 오늘이나 내일의 나의 뇌와는 다르다는 것을 의미한다.

**뇌 속에는 여전히
더 많은 지식을 위한 자리가 남아 있다.**

예를 들어보자. 다음 콘서트에서 연주할 곡들을 준비하는 피아니스트는 반복 연습을 통해 뇌 속에서 시각과 청각, 운동

나이 들어도 늙지 않기를 권한다

중추 사이에 뇌 신경 연결망을 만들어낸다. 피아니스트는 몇 주 후면 모든 악보와 음뿐만 아니라 건반을 두드리는 손가락 근육의 움직임까지 저장해서 언제든지 불러올 수 있다. 동시에 음악적 기억력을 담당하는 뇌 부분에 신경망이 촘촘하게 연결되어서 몇 년이 지나도 곡들의 화성과 음의 배열을 기억한다.

아니면 당신이 몇 주 동안 다녀올 스페인 여행을 앞두고 스페인어를 배울 계획이라고 가정해보자. 인터넷에는 훌륭한 외국어 학습 프로그램이 많다. 하지만 아무리 훌륭한 프로그램이라고 해도 단어를 열심히 외우지 않으면 아무런 소용이 없다. 열 번 내지 스무 번 정도 반복해서 외우면 '굿 모닝'은 '부에노스 디아스Buenos dias'이고 '굿 이브닝'은 '부에나스 노체스Buenas noches'라는 것을 당신의 뇌세포는 마침내 이해할 것이다. 그리고 이런 정보를 충분히 집중적으로 학습했다면 장기 기억에 저장되어 나중에 스페인을 방문했을 때 사용할 수 있게 된다.

모든 종류의 학습은 이와 비슷한 방식으로 이루어진다. 우리에게는 행운이다. 사실 나이가 들면서 회색 뇌세포가 서서히 줄어들기 때문이다. 다른 세포들은 꾸벅꾸벅 졸거나 일종의 겨울잠을 자기 시작하고 신경세포 사이의 연결도 녹이 슬거나 풀어져버린다. 우리가 젊을 때부터 세포 사이에 연결을 많이 만들어놓았다면 좋았을 것이다. 우리 머릿속에 소통망이 촘촘할수록 나이가 들어 세포가 죽거나 비활성화되어도 우리의 뇌가 문제없이 작동할 수 있는 가능성이 높아지기 때문이다.

디지털 작업?
당신도 얼마든지 손쉽게 할 수 있다!

당신은 그렇지 못했는가? 뭔가를 배우는 것이 당신의 적성이 아니었는가? 그렇다고 해도 걱정하지 않아도 된다. 지금 상태에서도 우리는 언제든지 우리의 세포를 흔들어 깨울 수 있다. 우리 뇌가 새로운 것을 배우고, 새로운 정보를 처리하고, 새로운 정보 전달 경로를 구축하도록 강요함으로써 말이다. 정신적으로 건강을 유지한다는 것은 신경세포의 미로에서 기존의 연결들을 유지하고, 추가로 신경세포들 사이에 가능한 새로운 연결들을 많이 만들어낸다는 것을 의미한다.

— 말이 쉽죠. 근데 실상 나이 든 사람들은 뭔가 금방금방 떠오르지 않잖아요? 특히 이름이나 예전에 알고 있던 것들도 말이죠.

물론입니다. 아무리 집중해서 생각을 하고 이름을 떠올리려고 해도 떠오를 듯 말 듯하는 순간들이 있죠. 그러다가 10분 정도 지나서 단어가 갑자기 생각나기도 하고요. 이것은 생각의 속도가 느려졌기 때문에 나타나는 현상입니다. 뇌 신호의 전달도 느려지는 건 마찬가지고요. 연구진들은 이를 신경세포 사이에 신경전달물질이 덜 만들어지기 때문이라고 설명합니다. 그래서 기억을 불러오는 것이 어려워지고요. 물론 새로운 것을 배우는 것도 이제 시간이 조금 더 걸리고, 어떤 정보나 주소 그리고 이름을 장기 기억 속에 저장하기 위해서는 더 많은 수고가 필요하다는 점은 인정합니다. 그렇지만 계속해서 뇌를 사용하고 훈련하는 것이 도움이 됩니다.

— 낱말 맞추기 같은 걸 하면서요?

낱말 맞추기는 글쎄요…. 전혀 알지 못했던 단어를 배우고 어휘력을 늘리는 데는 도움이 되겠죠. 낱말 맞추기가 재밌는 사람이라면 계속해도 상관없습니다만 이것은 제가 생각하는 방식의 훈련은 아닙니다.

졸고 있는
회색 뇌세포 깨우기

우리가 무엇인가를 배우게 만드는 가장 중요한 원동력은 바로 배우고자 하는 대상에 대한 관심이다. 상식, 예술, 언어, 나라, 역사 또는 어떤 사회적인 문제나 사람에 관한 것이든 다마찬가지다. 당신 가족의 가계도여도 좋고 양봉 배우기 코스여도 좋다. 결정적인 것은 호기심과 그 호기심이 지속될 수 있게 하는 즐거움이다.

직업 세계는 점점 더 디지털화되어간다

기존의 방식으로 일하고 있는 수백만 명의 사람들은 조만간 새로운 방식을 배우는 것밖에는 다른 선택지가 없을 것이다. 당신도 해당될 가능성이 있다. 우리는 이미 코로나 팬데믹 기간에 많은 변화를 몸소 겪었다.

나는 관련해 두 가지 대처법이 있다고 생각한다. 이런 변화를 마지못해 받아들이고, 새로운 조건하에서 어떻게든 적응해보려고 억지로 애쓰는 것이다. 다른 하나는 신기술의 배경과 가능성에 대해 관심을 가지고 배우는 것이다. 후자를 택하는 이들은 변화된 세상에 수월하게 잘 적응할 수 있다. 여기에 나이에 따른 한계는 없다고 생각한다.

— 자발적으로 기술에 관심을 가지라는 말씀인 거죠? 협업 툴인 줌이나 그런 것들이요?

원래부터 신기술에 정말 흥미를 가지고 있을 경우에만요. 배움의 비밀은, 나이 들어서 배우는 것도 마찬가지지만 앞에서 언급했듯이 무언가에 흥미를 느끼고 열정을 가지는 겁니다.

— 박사님이 아직도 의학에 관심을 기울이는 것처럼요?

맞습니다. 저는 20년 넘게 매주 바이에른 방송에서 '건강 대담'이라는 프로그램에 전문가로 참여하고 있습니다. 한 시간 동안 생방송으로 청취자들과 의학을 주제로 토론하고 있죠.

의학은 계속해서 발전하고 있기 때문에, 특히 지난 몇 년간 획기적이고 새로운 진단 방법과 치료 방법이 등장했기 때문에 저는 강제적으로 '새로운' 것을 공부할 수밖에 없습니다. '강제적'이라고 말했지만 사실은 저는 세계적인 유명 저널에 실린 과학 기사를 읽고 배우는 걸 좋아합니다. 10년 전만 해도 우리의 면역세포를 프로그래밍하는 게 가능하리라 상상하지 못했어요. 과거에 비해 암세포를 더 잘 발견하고 파괴할 수 있는 방법을 알게 되었고요. 고장 난 심장판막을 고치기 위해서 가슴 부위를 절개하는 대신에 허벅지 쪽 동맥을 통해 얇은 관인 카테터를 넣어 인공판막으로 대체할 수 있게 되었죠. 이러한 예는 수십 가지도 더 들 수 있습니다. 모두 아주 흥미진진하지요.

그리고 혹시 눈치채셨나요? 저에게 '아직도'라고 질문

했어요. 나이 든 사람들에 대한 선입견이 여전하다고 볼
수 있겠네요.

— 이런, 나쁜 의도로 한 말은 아니었어요.
네, 알아요. 괜찮습니다.

— 의학 분야의 새로운 기술과 방법 들을 다 배우고 외우고 있다
는 말씀인가요? 비결이 있나요?
글쎄요. 저는 어릴 적부터 의사가 되고 싶었습니다. 그래
서 열일곱 살에 의학을 공부하기 시작했고요. 한 학기 정
도가 지나자 여러 곳에서 영화 출연 제의를 받았어요. 결
국 잠깐 휴학하고 2~3년 정도 영화배우를 해보기로 결
심했지요. 당시만 해도 세계 여러 곳을 여행하기 힘든 때
라서 다른 나라를 구경할 수 있다는 사실만으로도 유혹
적인 제의였어요. 할리우드를 포함해서 말이죠. 하지만
20년 정도 지나자 영화배우로서의 삶은 그 정도로 충분
하다는 생각이 들더군요.
다시 대학으로 돌아갔는데 그때 나이가 이미 마흔이었
습니다. 공부해야 할 양이 엄청났지요. 예전에 공부했던

내용들도 다 잊어버려서 처음부터 다시 해야 했고, 병원 실습과 국가고시까지 준비해야 했어요. 그런데 이때 '나이 든' 학생도 젊은 학생들과 어깨를 나란히 할 수 있다는 것을 깨달았습니다. 나이가 들면 자기 자신을 더 잘 알고 있고, 시간 분배에도 더 능숙하며, 제 경우를 보듯 동기 부여가 확실하니까요.

물론 저의 뇌세포는 당시 엄청난 양의 공부를 감당하느라 쇼크를 받아서 아직도 회복하지 못하고 오늘날까지 깨어 있는지도 모르겠네요….

— 불쌍한 회색 뇌세포들…. 그래서 마침내 국가고시에 합격했을 때 어떤 기분이었나요?

정말 좋았습니다. 24시간 내내 하늘을 날아다니는 기분이었어요. 다음 날 다시 정신을 차리고 어디서 전문의 과정을 해야 하나 생각해봤지요.

제 이야기는 여기까지 하죠. 시민대학에서 어떤 강좌를 제공하는지 한번 찾아봤어요. 그리고 수많은 강좌들 중에서 몇 가지를 골라봤습니다. 이런 강좌들을 통해서 새로운 세상으로 향하는 문을 열게 되는 거죠.

뮌헨 시민대학에서 제공하는 수백 개의 강좌 중 일부입니다.[ix]

- 나무 이해하기 – 이론과 실습
- 바로크음악과 함께 주말을
- 별똥별 – 우주에서 보내는 인사?
- 청개구리와 두꺼비의 낙원 – 양서류에 관한 이론과 실습
- 유럽의 문화재
- 새로운 회화의 정신
- 지빠귀에서 굴뚝새까지
- 다양한 외국어 강좌
- 어르신들을 위한 디지털 교육
- 노년이 미래다

당신 주변에도 수많은 강좌들이 있습니다. 혹시 관심 가는 강좌가 있나요? 그렇다면 용기를 내서 알아보고 일단 등록해보세요.

결정적 지능과 유동적 지능

개략적으로 정리하자면, 우리가 경험하고 배운 모든 것들이 회색 뇌세포에 얌전히 저장되어 있으니 필요할 때마다 꺼내 쓰면 된다고 생각할 수 있다. 하지만 그렇게 간단하지가 않다. 우선 무엇을 장기적으로 저장할지 정하는 것이 쉽지 않다. 그것은 우리 뇌가 독자적으로 결정한다. 뇌는 낮에도 그리고 특히 우리가 밤에 잠을 잘 때 정보들을 필터링하고 업데이트하고 필요 없는 것은 계속해서 삭제한다. 잊어버리는 것 또한 기억의 적극적인 과정인 셈이다.

한편 우리가 알다시피 강력한 감정을 동반하는 사건들은

훨씬 더 잘 기억되고 오래도록 기억에 남는다. 내가 집필한
『신체지능』ˣ에서 처음으로 경마에 참여해 단지 마음에 든다
는 이유로 사람들에게 인기 없는 말에 돈을 걸었던 친구 이야
기를 언급했었다. 그런데 그 말이 예상을 깨고 진짜로 1등을
해버렸다. 말이 결승선을 향해 달려가는 장면, 달그락거리는
말발굽 소리, 함성 그리고 엄청난 환희를 내 친구는 절대 잊
지 못한다. 게다가 20유로를 걸고 내기를 했는데 엄청난 배당
금까지 챙겼으니 절대 잊을 리가 없다.

우리 뇌는 강력한 감정과
동반된 경험들을 잘 저장한다.

내가 예전에 찍었던 약 70편의 영화를 되돌아보면 이상하
게도 어떤 특정한 감정과 관련 있는 장면들이 많이 떠오른다.
'황야의 무법자'를 촬영할 때는 세르조 레오네 감독, 그의 이
탈리아 가족 그리고 스태프들과 모여 레스토랑 정원에서 식
사한 일이 가장 기억에 남는다. 예전에 동료들과 함께했던 식
사 자리와는 전혀 다른 분위기였다. 웃음이 가득했고 삶의 기
쁨으로 충만했으며 이탈리아적인 분위기를 물씬 느낄 수 있

었다.

— 주인공이었던 클린트 이스트우드는 어땠나요?

클린트 이스트우드도 가끔 함께했었어요. 그때도 언젠 가는 연출을 해보고 싶다고 했었고요.

남아프리카공화국에서 야외촬영을 했던 장면이 아직도 아주 생생하게 기억납니다. (그런데 무슨 영화였는지는 기억 이 나지 않네요.) 우리 배우들과 기술 스태프들은 해변 도 시 더반에서 북쪽으로 약 100킬로미터 정도 떨어져 있 는 강 가까이에서 지냈는데, 각자 오두막 같은 원형 초가 집에 묵고 있었어요. 어느 날 밤 밖에서 이상한 소리가 들려서 문을 열었어요. 엄청나게 큰 하마가 나를 빤히 쳐 다보고 있더군요.

— 그래서 어떻게 됐나요?

별일은 없었습니다. 저는 얼른 다시 문을 닫았고 커다란 하마는 내 초가집 주위에 있는 풀을 아무렇지 않게 뜯어 먹더니 다시 강물을 향해 유유히 걸어갔어요.

— 무섭지 않았나요?

무섭지는 않았던 것 같아요. 아주 특별한 만남이었을 뿐이죠. 저는 낯선 나라에서의 야외촬영을 항상 좋아했고 열대기후에 강하다는 소문이 나서 비슷한 제의도 많이 받았습니다. 영화 제작자들 사이에서 배우가 열대기후에 강하다는 것은 분장실에 갑자기 뱀이 나타나도 소스라치게 놀라 소리 지르며 도망치지 않는 것을 의미했지요.

여기서 잊어서는 안 되는 한 가지 사실이 있습니다. 기억은 항상 창조적인 작업이라는 사실이에요. 기억은 우리에게 사실을 전달하지만 때로는 그럴듯한 사실만 전달합니다. 우리는 이 사실들을 다시 창의적으로 짜 맞추고 해석해야 해요. 이때 우리의 결정적 지능^{Crystallized intelligence}이 도움이 됩니다.

과학자들은 우리가 두 가지 지능을 가지고 있다고 봅니다. 그중 하나는 지식, 기존 정보에 근거한 추론 능력 그리고 우리가 경험을 통해 습득하는 언어적인 능력입니다. 이것을 '결정적(結晶的, crystalline)'이라고 부르는 이유는 수백 억 개의 지식 방울들이 시간이 흐르면서 빛나는 결정체처럼 만들어지기 때문이에요. 이런 지식은 거의 평생 동안 유지됩니다. 또 다른 하나는 유동적 지능 Fluid intelligence입니다. 유동적 지능은 정신적 민첩성과 새로운 상황에 적응할 수 있는 능력을 말해요. 이런 '유동적 지능'은 나이가 들면서 점점 떨어집니다.

실제로 그렇습니다. 예전에 우리는 새로운 것들을 쉽게 받아들이고 금방 익혔어요. 복잡한 컴퓨터 프로그램이나 악명 높은 승차권 자동 판매기 같은 것도 사용하는 데 문제가 없었지요. 그런데 이제는 새로운 것을 접할 때 때로는 조금 두렵기까지 합니다. 하지만 익숙한 것에서 벗어나 새로운 과제들을 극복하는 시도가 바로 '유동적 지능'에 도움이 됩니다.

— 최근에 타고 다니는 차가 고장 나서 수리를 맡겼는데 완전히 낯선 렌터카를 타야 할 일이 있었어요. 그런데 정말 끔찍했어요! 시동을 걸려면 숨어 있는 버튼을 눌러야 했고 좌석도 버튼을 눌러야만 앞뒤로 움직이는 데다가 속도를 50으로 맞추라는 신호가 계속 들어왔어요. 누가 이런 멍청한 아이디어를 냈는지⋯. 정말 덜덜 떨면서 운전을 했다니까요.

…그래도 별일 없이 운전한 모양이군요. 잘했어요! 당신의 회색 뇌세포들은 그런 상황을 틀림없이 좋아했을 겁니다.

위험에 처한 뇌

나이가 들어가면서 회색 뇌세포들도 변화를 겪을 수밖에 없다. 하지만 커다란 위험을 미리 알아차리고 차단할 수도 있다.

우리 뇌가 잘 작동하기 위해서는 많은 양의 산소와 영양분이 필요하므로 우선 혈액이 구석구석 전달되도록 신경 써야 한다. 즉 대동맥과 작은 혈관들을 손상시키는 모든 행동을 삼가야 하며 혈관이 막히는 동맥경화를 조심해야 한다. 동맥경화를 유발하는 요인으로는 흡연, 고혈압이나 불안정한 혈압, 당뇨, 높은 콜레스테롤 수치 등이 있다. 다행히도 동맥경화를 치료할 수 있는 방법들이 있다. 뇌에 혈액 공급이 원활하지 않아 발생할 수 있는 가장 큰 위험은 뇌졸중인데, 심장부정맥이나 고혈압이 뇌졸중 위험을 높인다.

위험한 낙상 사고에 대한 이야기는 이미 5장에서 다루었다. 안타깝게도 떨어지며 머리 부상을 당하는 이들도 많다. 이와 같은 외부 충격으로 과거 복싱 선수였던 사람들처럼 조기에 뇌의 노화가 진행되거나 파킨슨병 또는 심지어 치매가 진행될 수 있다. 따라서 뇌진탕이 의심될 경우 반드시 병원에 방문해 검사를 받고 휴식을 취해야 한다.

나이 든 사람이 우울증을 앓고 있다면 인지 능력에 위협이 될 수도 있다. 무기력해지고 만사에 흥미가 떨어지며 뇌세포가 더 이상 자극을 받지 못해 소통을 중단하게 되기 때문이다. 심장과 면역체계에도 부정적 영향을 주는 심리적인 문제들은 반드시 전문가의 도움을 받아서 해결하고 치료해야 한다. 심리적 문제 중에서도 나이 든 사람들이 가장 취약한 외로움에 대해서는 다음 장에서 자세히 다루겠다. (7장 145쪽부터 참고.)

또 특별히 주의할 것이 있다. 불면증을 각별히 조심해야 한다. 특히 나이가 어느 정도 든 사람의 뇌에는 하루 최소 6~7시간의 숙면이 매우 중요하다. 잠을 자는 동안 낮에 습득한 정보들이 정리되고 기억력이 강화되기 때문이다. 따라서 저녁에 공포 영화를 보거나, 과식이나 과음은 피하는 것이 좋다. 침실은 환기가 잘되고 소음이 잘 차단되는 방이어야 한다. 가장 주의해야 할 것은 수면제를 복용하지 않는 것이다! 나이 든 사람들은 젊은 사람들보다 신진대사가 느리기 때문에 몸 안에서 수면제 성분이 정상적으로 제때 분해된다는 보장이 없다. 수면제의 효과가 다음 날까지도 지속될 수 있으며 근력, 균형 감각, 주의력, 반응 속도 그리고 기억력이 심하게 감소할 수 있다. 발레리안(Valerian, 쥐오줌풀로 만든 수면 보조제), 레몬밤(허브) 또는 홉(뽕나뭇과 덩굴풀)과 같은 수면 보조제를 추천한다.

— 그런데 다 소용이 없어서 잠을 통 못 자면 어떻게 하나요?

주치의가 노인성 질환 전문의에게 협진을 요청하거나 수면 연구소에서 하룻밤 자면서 받는 수면 검사를 권할 겁니다. 잠을 못 자는 원인을 밝혀내서 결과에 맞는 상담을 해줄 거예요.

정신적 민첩성을
유지하기 위한 작은 실천

정신적인 민첩성을 유지하고 싶은가? 그런데 다른 언어를 배우거나 시민대학에서 강좌를 수강하고 싶은 생각은 없는가? 그렇다면 여기서 제시하는 방법이라도 시도해보기를 바란다.

일기를 써보자! 길지 않아도 된다. 완벽한 문장이 아니어도 괜찮다. 핵심적인 단어를 적는 것만으로도 충분하다. 글로 기록하는 동안 경험한 것을 눈앞에 떠올리게 되고, 나중에 일기를 찾아서 읽을 때 다시 기억이 떠오를 것이다. 이 과정을 거

치며 일기에 기록한 사건은 더 오래 기억할 수 있다.

암산을 연습하자! 요즘 암산하는 사람이 거의 없다는 건 나도 잘 안다. 계산기나 스마트폰으로 너무나 쉽게 계산할 수 있기 때문이다. 우리같이 나이 든 사람들 중에는 종이와 연필을 가져다줘도 더 이상 곱하기나 나누기를 하지 못하는 이들도 많다. 처음부터 머릿속으로 세 자릿수 덧셈이나 뺄셈을 할 필요는 없다. 일단 구구단부터 시작해보고 점점 난도를 높여가자. 특히 욕조 안이나 버스, 지하철 같은 대중교통에서 할 수 있는 좋은 활동이다.

시를 외워보자! 친구 중 한 명인 유명한 뇌 연구자는 50세가 되고부터 시를 외운다. 시를 외울 때도 처음부터 긴 시를 외울 필요는 없고 한두 연 정도의 짧은 시부터 시작해보자. 암산할 때와는 달리 시를 외우다 보면 시인의 아름다운 생각을 감상하고 공유할 수 있는 보상까지 받게 된다. 예시를 하나 소개한다.

한밤중에

밤은 고요히 육지에 내려앉는다

꿈을 꾸듯 산에 기대어

눈으로 이제 황금빛 저울을 바라본다

시간은 수평이 된 저울 위에 조용히 머문다

샘물은 대담하게 샘솟아 오른다

어머니인 밤에게 귀에 대고 속삭인다

낮에 대해서

오늘이었던 낮에 대해서

옛날 옛적 자장가

지겨운 자장가에 귀를 기울이지 않는다

푸른빛의 하늘이 더 달콤하게 들린다

달아나버린 시간들

샘물은 여전히 할 말이 많고

잠을 자면서 여전히 노래를 부른다

낮에 대해서

오늘이었던 낮에 대해서

_ 에두아르트 뫼리케^{Eduard Mörike}, 1804~1875

나이 들어도 늙지 않기를 권하다

메모를 곳곳에 붙여두자! 새나 꽃 이름 또는 가끔 보는 사람의 이름이나 어떤 개념이 떠오르지 않으면 메모지에 적어서 매일 눈길을 두는 장소에 붙여놓자. 예를 들어 컴퓨터에 붙여놓거나 부엌에 있는 냉장고에 붙여놓자. 며칠 지나면 당신의 기억세포가 이 이름들을 틀림없이 잘 떠올릴 수 있을 것이다.

친구의 딸이 대학 입학 시험을 앞두고 영어 단어와 수학 공식을 적은 메모지로 온통 집 안을 도배한 적이 있었다. 딸이 조명, 의자 그리고 장롱 사이를 비집고 돌아다니면 친구는 딸이 공부하고 있다는 것을 알 수 있었다. 강력하게 추천하는 방법이다.

— 박사님은 두뇌 운동에 대해서는 아무 언급도 하지 않으시네요?

숫자 이어 말하기나 기하학적 모양 분석하기와 같은 것 말인가요? 물론 두뇌 운동과 관련된 책들도 있고 이는 낱말 맞추기와 비슷한 효과가 있습니다. 하지만 뭔가를 배우면서 뇌를 사용하는 것이 훨씬 더 재미있다는 생각이 듭니다. 특히나 우리가 흥미를 가지고 있거나 우리의 일상과 관련되어 있으면요.

7장

가장 심각한 노인성 질환,

외로움

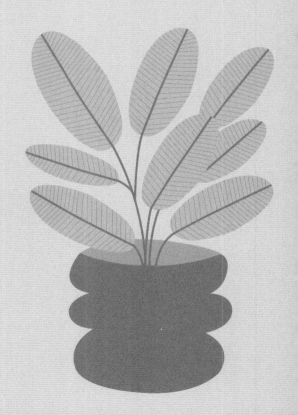

"노년은 전투가 아니다. 노년은 대학살이다"라고 미국의 작가인 필립 로스$^{Philip\ Roth}$는 말한다. 아무튼 그의 소설 『에브리맨』[xi]에 등장하는 주인공은 그렇다고 주장한다.

물론 나는 이것이 조금 과장된 표현이라고 생각한다. 그렇지만 나이 드는 것이 항상 즐거운 일은 아니라는 것을 인정할 수밖에 없다. 나이가 들면서 마음 상하는 일들, 질병 그리고 우울한 순간들이 따라온다는 것을 누구나 알고 있다. 상처를 쉽게 받고, 예민해지고 어쩌면 더 불안해하고 비관적으로 변하는 생애 단계에서 사회적 공동체의 도움을 받을 수 있다면 정말 좋을 것이다.

하지만 유감스럽게도 공동체 의식과 다른 사람들의 필요에 관심을 기울이는 이들이 점점 줄어들고 있다. 이웃, 직장 동료, 예전에 친밀한 관계였다고 해도 지금은 다들 자기 살기 바쁘다. 정원 울타리 너머로 또는 계단에서 마주친 이웃과 짧게라도 대화를 나눠본 적이 언제인가? 아마도 벌써 몇 달, 아니 어쩌면 몇 년 전으로 거슬러 올라갈 것이다. 대체 우리에게 무슨 일이 있었던 것일까?

이러한 단절을 오래전부터 연구해온 사회학자들은 특히 서구 사회가 점점 경쟁이 심해지는 것과 관련 지어 이 같은 현상을 설명한다. 많은 사람들이 점점 자신의 관심사에만 몰두하고, 경제력과 능력이 받쳐주지 못하는 사람들은 비참하게 홀로 남겨지면서 단절 현상이 일어난다.

그런데 사회학자들은 인간이 원래부터 이기적인 존재는 아니라고 단언한다. 오히려 그 반대다. 우리 인간은 본디 서로 지지하고 신뢰하고 도우려고 하는 사회적인 존재다. 그리고 오늘날에도 우리는 대체로 친구와 가족을 신뢰한다. 하지만 그렇다고 해도 영국의 유명 경제학자인 노리나 허츠^{Noreena}

^{Hertz} 박사의 말이 달라지는 것은 아니다. "우리는 다른 사람을 공동체의 일원이 아니라 경쟁자, 시민이 아닌 소비자, 나누어 주는 사람이 아니라 모으는 사람, 기버^{giver}가 아니라 테이커 ^{taker}, 도움을 주는 사람이 아닌 이윤을 추구하는 사람으로 인식한다. 사람들은 이웃을 돌보기에 너무 바쁠 뿐만 아니라 이웃의 얼굴이나 이름조차 모른다." [xii]

그렇기 때문에 우리 모두에게 커다란 문제가 될 수 있고, 특히 많은 노인들에게 이미 문제가 되고 있는 외로움에 대해 이야기해야만 한다.

혼자 있는 것과
외로움 구별하기

친구들과의 만남이나 가족 모임, 단골 식당 방문이나 함께 배우는 수업, 정원이나 미용실에서의 담소 그리고 심지어 옷 가게에서 돈을 쓰는 즐거움을 누리지 못하는 것은 우리를 단절시킨 끔찍한 코로나 때문만이 아니다. 팬데믹 상황이 어쩌면 '나는 완전히 혼자다'라는 느낌을 강화시켰을 수는 있다. 하지만 이런 느낌은 그전부터 잠재되어 있었을 것이다.

뒤로 물러나 숨는 사람은 오히려 우리 자신인 경우가 많다. 특히나 개인적으로 상실을 경험한 이후에 말이다. 자녀들은 멀리 떨어져서 살고 있다. 그동안 여행을 다닐 여력도 없었으나 이제 여행을 다니기에는 너무 기력이 쇠했다. 친구들과도 다 소원해졌다. 그러다 보니 활동적인 삶과 점점 더 멀어지게 된다. 악순환이 반복된다고 할 수 있다.

악순환이라 표현한 이유가 있다. 더 이상 어디에도 속하지 않는다는 느낌은, 영혼을 피폐하게 만들고 동시에 몸에도 해롭기 때문이다.

인간은 사회적인 존재다.

외로움은 그냥 혼자 있는 것과는 완전히 다르다. 나 역시 그렇지만 나는 혼자서도 잘 지내는 사람들을 많이 알고 있다. 혼자서 창의적인 일을 하고 계획을 세우고 집 안을 가꾸고 머릿속도 정리하면서 알차게 지낸다.

하지만 외로움은 사람을 마비시킨다. 무기력하고, 모든 힘의 원천으로부터 차단되고, 어두운 감정에 습격당하고, 우울증에 걸린 것과 비슷해진다.

외로우면 말을 제대로 할 수 없고 외로우면 생각도 제대로 할 수 없다. 내가 갖고 있는 생각이 반향을 얻지 못하고 마치 시작과 끝도 없는 레일 위를 달리는 장난감 기차처럼 계속해서 빙빙 돌기만 한다. 그러면서 사소한 문제들도 위협적인 문제들로 바뀐다.

그래서 사람들이 자기에게 귀를 기울여주고 소속감을 주는 이단 종교에 빠지거나 음모론을 믿게 되는 것도 놀라운 일은 아니다.

여기서 다시 한 번 노리나 허츠 박사의 말을 인용하려고 한다. "개인적인 만남을 불가능하게 하고 '사회생활의 퇴보'를 야기한 코로나 바이러스가 기승을 부리기 전에도 미국에 사는 성인 다섯 명 중 세 명은 자신이 외롭다고 대답했었다. 유럽의 상황도 비슷하다. 독일 인구 중 3분의 2 이상이 외로움이 큰 문제라고 대답했다."

네덜란드, 스웨덴, 스위스 그리고 농담이 아니라 '외로움부장관Minister for Loneliness'이 있는 영국에서도 비슷한 수치가 나오는 것을 볼 수 있다. 어떻게 해야 할까?

— 박사님은 왜 갑자기 이렇게 암울한 이야기를 꺼내시는 거예요?

우리는 지금 충만하고 성공적이고 건강한 나이 듦을 향한 여정 중에 있습니다. 그런데 문제나 위험 들을 그냥 외면하는 것은 아무런 도움이 안 돼요. 문제들을 언급하고 해결책을 생각해봐야 합니다.

영적이고 정신적인 상태만 중요한 게 아니에요. 정신신체의학은 심리가 신체에 직접적인 영향을 끼친다는 사실을 분명하게 보여줍니다. 우리 뇌에 있는 감정 센터의 세포들은 수백만 가지의 방법으로 자율신경계 활동을 관장하는 시상하부와 긴밀히 연락해요. 호흡, 체온, 심장박동, 호르몬, 배고픔, 갈증 등 모든 것이 시상하부로부터 조정을 받지요.

— 아, 그래서 좋아하는 사람을 갑자기 보게 되면 심장이 두근거리는군요.

예를 들면 그렇습니다. 공포를 느끼면 숨이 가빠지고요.

사람을 병들게 만드는 외로움

외로움은 육체적으로나 정신적으로 사람을 병들게 만든다. 노화 연구 전문가들은 외로움을 가장 심각한 질병으로 간주한다. 나이 든 사람들에게 외로움이 너무나 광범위하게 퍼져 있기 때문이다. 외로운 사람들은 자신도 모르게 일종의 지속적인 스트레스에 노출되어 있는 것과 다름없다. 지속적인 스트레스는 면역체계에 손상을 입힌다. 스트레스를 계속 받으면 너무 많은 염증 물질들이 몸속을 돌아다니기 때문이다. 이로 인해 코르티손, 혈압 그리고 혈중 지방 수치가 올라갈 수 있다.

몸의 면역 방어 기능이 떨어지게 되면 우리는 감염이나 암에 더 취약해진다. 여러 연구를 종합해보면 충분한 사회적인 유대감이 없는 사람들에게 관상동맥의 변화와 뇌졸중이 현저히 자주 발생한다는 것을 알 수 있다. 그리고 외로움은 정신적인 위축에 그치지 않고 치매로까지 이어질 수 있다.

— 너무 외로워서 심장이 아플 수도 있나요?

혹시 '상심 증후군Broken heart syndrome' 말인가요? 실제로 그럴 수 있습니다. 물론 반드시 외로움의 결과로 나타나는 건 아니지만요. 이런 갑작스러운 심장기능상실(심부전)은 엄청나게 충격적인 일이나 두려움을 불러일으키는 사건을 경험한 후에 주로 나타납니다. 증상은 심근경색과 유사하고요.

심장 내시경으로 검사를 해보면 왼쪽 심실이 쇼크로 인해 경직되어 최소한의 펌프질만 하는 것을 알 수 있습니다. 그리고 이제는 이런 위협적인 상태의 메커니즘이 밝혀졌어요. 뇌의 감정 센터에서 불안이나 흥분으로 인해 많은 양의 화학전달물질이 생성되는데, 이는 다시 몸속에서 아드레날린이나 노르아드레날린(노르에피네프린)

과 같은 스트레스 호르몬을 대량으로 분출합니다. 연쇄적으로 심장 근육을 담당하는 작은 혈관들이 경직되고요. 다시 말하자면 심장은 스트레스 호르몬 때문에 큰 부담을 받는데 산소는 너무 적게 공급받는 것이죠. 그 결과 위험한 마비 증상이 나타납니다.

— 그러면 어떻게 되나요?

상황마다 다릅니다. 대부분의 경우에는 진정제를 투여하고 환자가 며칠 안에 회복되기를 기다리면서 집중적으로 관찰하는 것만으로도 충분합니다. 아주 위험한 경우에는 혈액순환을 돕고 심장이 다시 스스로 작동할 수 있게 작은 펌프를 삽입할 수도 있어요. 이것은 감정이 우리의 신체에 얼마나 강력한 힘을 행사하는지를 보여주는 극단적인 사례라고 할 수 있습니다.

외로움을 인정하고
먼저 다가가기

— 외로울 때 할 수 있는 일은 무엇인가요?

그런 자신의 상태를 인정하는 것이 첫걸음이라고 생각합니다. 하지만 결코 쉬운 일은 아니에요. '그래, 빌어먹을. 난 외로워'라고 자신에게 말해야 하기에 스스로 실패한 듯한 감정이 들기 때문이죠. 그리고 바로 뒤이어 '나는 왜 외로운가? 아무도 나를 좋아하지 않는 것인가? 아니면 내가 친구들, 친척들, 지인들, 동료들을 나쁘게 대했나? 나는 그들을 지루하게 하고 항상 기분을 언짢게 하거나 아니면 아예 그들 관심 밖의 사람이 되어버린 걸까? 사실은 내 탓이 아니라 사람들이 젊은 사람들과 어울리는 것을 더 좋아하거나 컴퓨터로 노는 걸 더 좋아하기 때문일까?' 하는 생각들이 줄줄이 이어질 겁니다.

물론 외로움을 다른 사람들이나 자신이 처한 상황 탓으로 돌릴 수도 있습니다. 하지만 그렇게 한다고 해서 문제가 해결되지는 않아요. 다른 사람들과 다시 교류하고 주목을 받고 인정받는 것이 궁극적인 목적이기 때문입니다. 다만 채팅 앱이나 페이스북 같은 온라인에서가 아니라 아니라 실제 삶에서 말입니다.

그럼 이제 시작해보자!

당신이 조금 나이 들었을지는 몰라도 절대 지루하거나 재미없는 사람은 아닐 것이다. 오래 산 만큼 경험도 많을 테니까. 당신은 그냥 아무나가 아니라 과거와 미래가 있는 사람이다. 당신의 견해가 조금 구식처럼 보일 수는 있지만 그래도 상관없다. 필요하면 당신도 얼마든지 새로운 것들을 비교적 빨리 배울 수 있다.

— 좋은 생각이 있어요! 예전 친구한테 전화해서 너무 오랜만에

연락해서 미안하다고 말해봐야겠어요. 그동안 잘 지냈는지 안부도 물어보고요. 그런 다음 만나자고 제안해보면 어떨까요? 아니면 옆집에 간식거리를 들고 찾아가 "앞으로는 좀 더 친하게 지내요. 대화를 많이 하면 좋겠어요"라고 말해볼까 봐요.

네, 그렇게 해볼 수는 있겠죠. 하지만 항상 성공하지는 못할 겁니다. 그럴 때는 다른 방법들을 찾아봐야죠. 이때 나이 든 사람들에게 반드시 필요한 것이 바로 용기입니다.

사람들에게 다가갈 용기는 예전에는 아무런 접점도 없었던 공동체에 들어가는 것을 의미하기도 합니다.

안타깝게도 술집은 다양한 사람들이 편안하게 만날 수 있는 만남의 장소로서의 기능을 대체로 상실했다. 하지만 지역 사회에서는 사람들이 어울릴 수 있는 기회들을 놀라울 만큼 많이 제공한다. 내가 살고 있는 곳만 해도 주민들을 위한 여러 흥미로운 프로그램들이 개설되어 있다.

로젠도르프 체육 센터 강좌 안내		
강좌	강사	시간
요가	테레사	매주 월요일 10:00 - 11:30
줌바	라이너	매주 화요일 15:00 - 16:00
필라테스	비앙카	매주 수요일 10:00 - 11:30
등 운동	코얀	매주 목요일 11:00 - 12:00
스키 체조	리사	매주 금요일 11:00 - 12:00

다음 모임이 있을 때 그냥 찾아가서 둘러보고 사람들에게
말을 걸면서 조언을 구하면 된다. 아니면 교회에서 운영하는
다양한 프로그램들을 알아봐도 좋다. 반드시 종교가 있거나
어떤 특정한 종파에 속하지 않아도 된다. 주변을 둘러보면 얼
마나 많은 공동체 모임들이 있는지 놀랄 것이다. 환경 기술
강좌에서부터 합창단, 문화 포럼, 전시회 그리고 당연히 시니
어 클럽도 있다. 당신이 사는 곳의 상황도 비슷할 것이다. 그
중에서도 '다른 사람들을 돕는 것'을 목적으로 하는 활동이
당신을 필요로 하고, 인정받는 기분을 느끼는 데 큰 도움을
줄 것이다. 그리고 더 이상 외로움도 느끼지 않을 것이다. 예

를 들어 무료 급식소 배식 돕기나 이민자 자녀, 병원 환자 돌보기와 같은 자원봉사가 있다.

다른 사람들을 돌보는 것이
외로움에서 빠져나올 수 있는 가장 확실한 길이다.

그러니 용기를 내어 이런 기회들을 잘 이용해보자. 첫 번째 모임이 마음에 들지 않으면 다른 모임으로 옮기면 된다. 이렇게 해서 마음이 맞는 사람을 찾고 개인적인 친분을 쌓을 수 있다.

노화가 당신과 우리 모두에게 가져오는 불가피한 변화에 대응하기 위해서라도 용기가 필요하다. 나는 일상의 자잘한 문제들을 이야기하는 것이 아니다. 질병, 통증, 상심 그리고 최악의 경우 친구나 사랑하는 사람을 잃게 되는 인생의 우울한 단계에 대해서 말하는 것이다.

노년의 질병에 대처하기

나이가 들어서 신체적으로 심각한 문제가 발생하는 질병에 걸리면 심적으로 받아들이기가 더 힘든 게 당연하다. 예전같이 몸에 힘이 남아 있지 않다는 것을 느끼기 때문이다.

— 저희 아버지는 다리에 혈액순환이 원활하지 않아 간헐성 파행증(간헐절뚝거림)을 앓았어요. 그래서 언젠가 더 이상 다리를 쓰지 못하게 될까 봐 엄청 두려워하셨고요.
나이 들어서 건강이 안 좋아지면 '드디어 올 것이 왔구나. 이제 끝의 시작이구나'라는 생각이 들면서 엄청난 위협을 느끼게 됩니다.

하지만 절대 그렇지 않습니다! 그런 경우는 극히 드뭅니다. 나이 든 사람들은 병에 걸리면, 그중에서도 중병에 걸리면 치료하지 못하거나 낫지 못할 거라는 걱정에 사로잡히게 되죠. 그런데 최근 몇 년간 특히 노인 의학 분야에서 엄청난 발전이 있었습니다.

예를 들어 70세 이상의 환자들에게 자주 발병하는 혈액암의 일종인 백혈병이 있어요. 몇 년 전까지만 해도 아주 공격적으로 화학 치료를 하는 방법밖에는 없었지요. 하지만 생명공학자들이 새로운 의약품들을 개발해냈습니다. 예를 들어 암세포를 집중적으로 공격해서 죽게 만드는 인공 항체로 만든 치료제들이 있죠. 예전의 치료와 비교하면 이런 방법은 매우 효과적일뿐더러 몸에 무리가 덜 갑니다.

뇌졸중의 경우 예전에는 대뇌동맥에서 세포로 가는 혈액 공급을 막는 혈전을 약으로 제거하는 방법밖에는 없었습니다. 이제는 신경 방사선학 전문의들이 카테터를 사용해서 혈전을 끄집어내고 뇌세포의 혈액순환을 다시 가능하게 만들어 심각한 손상을 막습니다. 그렇기 때문

에 뇌졸중 환자를 가능한 한 빨리 뇌졸중 집중 치료실이
있는 병원으로 데려가는 게 중요합니다.

뇌졸중 증세가 보이면 즉시 119에 전화하기!
빠르면 빠를수록 좋다.

심장 질환 분야에서도 괄목할 만한 발전이 이루어져 특
히 노년의 환자들에게 많은 도움을 주고 있습니다. 예전
에는 심장판막을 고치거나 교체하기 위해 흉곽을 열어
서 수술을 해야 했습니다. 고령의 환자들에게는 상당히
부담이 되는 큰 수술이기 때문에 수술을 권하지 않는 경
우가 많았어요. 하지만 이제 순환기 내과 전문의들은 카
테터를 혈관에 넣어서 심장판막을 고치고 나아가 교체
할 수 있는 훌륭한 기술들을 많이 발전시켰습니다.
관상동맥도 이런 방법으로 치료하거나 혈관을 교체할
수 있게 되면서 심장병으로 인한 조기 사망률은 전 세계
적으로 현저히 감소했어요.

— 심장이 어떻게 작동하는지 간단하게 다시 한 번 설명해주실

수 있을까요?

물론입니다. 심장은 엄청난 기적이라고 생각해요. 누구나 알다시피 심장은 계속해서 펌프질하며 혈관을 통해 피를 보내고 머리끝에서부터 발끝까지 산소와 영양분을 공급해줍니다. 심장이 얼마나 어마어마한 일을 하는지 계산해보면 정말 놀라워요. 성인의 경우에 심장은 1분당 5~6리터가량의 혈액을 전신에 뿜어줍니다.

계산해보면 심장은 24시간 동안 약 10만 번 박동하고 약 7,000~8,000리터의 혈액을 운반해요! 전기 자극을 생성해서 심장박동을 조절하는 동방결절과 전기 자극을 전달하는 세포들은 근육이 규칙적으로 수축과 이완을 반복할 수 있게 합니다. 매일 8,000리터의 혈액을 운반하고 아마도 90년이나 그 이상 작동하는 기계라면 특별한 재료로 만들어진 것이 틀림없어요. 그래서 심장 근육세포는 아주 특별한 에너지를 생산하는 발전소(미토콘드리아)로 단단히 무장되어 있지요.

당신은 당신의 심장이 이런 힘든 일을 평생 동안 잘할 수 있도록 도와야 하는데 일단 위험 요인들을 피하는 것만으로도 도움이 됩니다. 위험 요인은 흡연, 고혈압, 높은 콜레스테롤 수치, 당뇨, 운동 부족 그리고 정신적인 스트레스입니다.

나이가 들어서 자주 발병하는 또 다른 질병은 대장암인데 다행히도 대장암으로 사망하는 환자들은 점점 줄고 있습니다. 효율적인 건강검진 덕분이라고 할 수 있지요. 채변 검사와 무엇보다 예방 차원에서 시행하는 대장 내시경 검사의 공이 큽니다. 이제는 외과적인 수술을 받지 않더라도 치료가 가능하며, 적어도 생존 기간을 늘릴 수 있는 신약들이 많이 개발되었습니다.

허리 통증은 주치의들 사이에서 중대한 문제로 간주됩니다. 허리 통증은 워낙 원인이 다양해서 정확하게 진단하고 치료하기가 어렵습니다. 척추 전방 전위증과 같은 해부학적 변화나 악명 높은 추간판 탈출증의 경우에도 통증이 있습니다. 흔히 디스크라고 하는 추간판 탈출증은 척추뼈의 추체와 추체 사이에 있는 원반 형태의 추간판이 돌출되어서 신경을 압박하는 질환입니다. 신장 질환이나 동맥의 변화도 허리 통증으로 나타나는 경우가 있습니다만 허리 통증은 허리 쪽 근육 때문에 주로 발생합니다. 근육을 잘못 쓰거나 정신적인 스트레스로 근육이 경직되기 때문입니다. 껄끄러운 상사와의 대립 후에 나타나는 통증은 유명하지요. 한편 나이가 들어가면서 나타나는 통증도 흔합니다. 그 밖에 저하된 민첩성이나 우울한 감정이 근육을 단단하게 뭉치게 만들기도 합니다. 전문가들은 특히 코로나 팬데믹 기간에 많은 노인 환자들이 척추 주위에 심한 통증을 호소했다는 사실을 확인했습니다. 검진을 하고 집중적으로 공감하며 상담을 진행하다 보니 나이 든 환자들이 느끼는 큰 불안감 때문에 허리가 긴장해서 나타나는 통증이라는 사실을 알 게 되었습니다. 불안 그리고 역시나 외로움이 문제였죠. 외로움은 우리 시대의 병인 것이죠. 이런 감정과 통증을 잘 다루고 환자를 도와줄 수 있는 현명하고 섬세한 의사들이 필요합니다.

― 의사들은 이런 질환들의 연관성과 새로운 치료법에 대해 잘 알고 있나요?

네, 당연히 다 알고 있습니다. 좋은 주치의한테 진료를 받고 있다면 말이죠.

— 네, 저는 좋은 의사 선생님에게 진료를 받고 있어요.

그렇다면 주치의는 당신의 신진대사가 원활하게 잘 이루어지고 신장 수치나 갑상샘(갑상선) 수치, 혈중 지방, 당뇨 수치 그리고 특히나 혈압이 정상 범위(120/80mmHg) 내에 있는지 항상 체크할 겁니다. 그는 경험도 많고 어쩌면 고령 환자 치료를 위한 특별 과정까지 이수했을 수도 있어요. (예를 들어 독일에는 'PRISCUS 리스트'라는 것이 있는데 노인 환자들에게 사용하기에는 부적합한 약품과 그것을 대체할 수 있는 약을 알려준다.)

주치의라면 당신이 정신적으로 힘들거나 경미한 우울증이 있거나 불안장애가 나타나는 것을 눈치챌 수 있을 것이고, 당신도 거리낌 없이 의사에게 속마음을 다 털어놓는 편이 좋을 겁니다. 나이가 들면 어느 시기에 우울감을 느끼는 건 전혀 이상하지 않아요. 주치의는 아마도 심리치료사와의 상담을 권할 겁니다. 상담 치료나 임시로 가벼운 항우울제를 복용하는 것이 삶의 즐거움을 되찾는 데 도움이 될 수도 있습니다.

그러니 용기를 가지세요! 주치의를 신뢰하고 마음을 터놓으세요. 주치의는 당신에게 중요한 건강검진 항목을 안내해줄 것이고 필요한 경우에 다른 전문의에게 협진을 요청할 겁니다.

— 어머니가 상태가 안 좋으면 상담도 할 수 있고요?

네, 물론입니다. 저는 아픈 아버지나 어머니를 성심성의껏 돌보는 많은 보호자들을 볼 때마다 늘 감탄해요. 혼자인 분들은 간병인 서비스를 이용할 수 있습니다. 환자의 필요에 따라 가정에서도 도움을 받을 수 있으며 필요한 경우에는 야간 돌봄도 신청할 수 있어요. 저는 노인 환자분들에게 보험사와 지역 간병인 단체를 만나 이런 가능성에 대해 미리 상담하고 응급 상황에 대비해두라고 항상 조언합니다.

노년의 상실에 대처하기

사랑하는 사람을 잃는다는 것이 무엇을 의미하는지 아무도 가르쳐주거나 준비시켜줄 수 없다. 오랜 세월을 함께한 사람, 매일 대화를 나누고 같이 웃었던 사람, 나를 누구보다도 잘 아는 사람, 너무나 많은 추억을 공유했던 사람. 이런 사람을 잃는 아픔을 나도 겪었다.

자녀와 친구를 비롯해 상실감을 극복하는 데 도움을 주는 모든 사람들은 중요하다. 그렇지만 삶의 근본적인 것이 변했다. 소위 말하는 '존재의 가벼움'을 잃어버리게 되었다. 그리고 그것을 다시는 되찾을 수 없으리라는 것을 어렴풋이 예감

한다.

　이런 상황에서 도움이 될 수 있는 것은 무엇일까? 시간? 세상은 늘 그렇다고 말한다. 그리고 실제로 많은 사람들이 임무와 요구에 응하며 평범한 일상을 이어간다. 하지만 상실감이 몇 달 혹은 몇 년 후면 사라질지는 누구도 알 수 없다. 그런데 이런 강한 상실감은 위로가 되는 측면도 있지 않은가? 나는 여전히 무의식적으로 고인과 대화를 나누고 있지 않은가? 나는 여전히 우리 둘이 너무나 잘 통했던 우리의 언어로 생각하고 있지 않은가? 우리의 음악을 듣고 있지 않은가? 우리가 함께 응원했던 축구팀 경기를 다시 시청하고 있지 않은가? 새로운 경험과 영향 들이 지금까지의 경험들 위에 차곡차곡 쌓이면 실제로 2~3년 후에는 달라질지도 모른다. 새로운 것을 받아들일 수 있도록 마음을 항상 열어두어야 하는 것은 분명하다. 뒤돌아봤을 때 고인과 함께했던 삶과 경험들을 커다란 선물로 바라볼 수 있어야 한다.

상실을 경험한 이후,
새롭게 시작할 수 있는 용기가 필요하다.

― 그렇다면 슬픔에는 긍정적인 측면도 있다는 말씀인가요?

슬픔은 원래 그런 측면이 있습니다. 모든 민족과 종교에서 장례는 남은 사람들에게 많은 도움이 되는 중요한 의식이죠. 특히 가족과 친구들에게 가장 큰 도움이 되고요. 이들과의 강한 교류가 어두운 감정과 외로움으로부터 우리를 지켜줄 겁니다.

그리고 이런 상황에서 우리를 위로해주는 또 다른 존재들이 있어요. 바로 반려동물입니다.

우리에게 강아지와
고양이가 없었다면

나는 어린 시절부터 동물들과 함께 살 수 있는 행운을 누렸던 사람들 중 한 명이다. 전쟁 중에 어머니는 토끼 몇 마리를 구해 오셨는데 토끼들은 근사하고 널찍한 우리 안에서 지내거나 울타리가 쳐진 잔디밭에서 즐겁게 뛰어놀았다. 고기가 귀하던 시절에 이런 동물들을 키우던 진짜 목적은 내가 굳이 설명하지 않아도 다들 잘 알 것이다.

하지만 어머니는 나와 남동생의 엉뚱한 행동까지는 미처 예상하지 못했다. 우리는 토끼들에게 깡총이, 몽실이, 비단털둥이 등 어울리는 이름을 일일이 지어주고 먹이를 주며 함께

신나게 놀아주곤 했다. 그래서 이 토끼들이 어느 날 요리용 솥에 들어가는 일은 불가능해졌다. 토끼들은 나중에 나이가 들어서 자연사한 것 같다.

내가 키웠던 첫 고양이는 어느 날 학교에서 책가방에 몰래 숨겨 집으로 데리고 온 작은 녀석이었다. 학교 친구가 키우던 고양이가 새끼를 낳아서 나에게 키워보라고 줬던 것이다. 일단은 부모님의 반대가 두려워서 아무 말도 하지 않고 계속 숨겼다. 그런데 8주 정도 된 고양이가 가방 밖으로 머리를 내밀고 야옹 소리를 내자 결국 어머니도 알게 되었다. 다행히 어머니는 고양이를 키워도 된다고 허락하셨고 우리 집에서 아름답고 똑똑한 고양이로 성장했다. 녀석이 얼마나 똑똑했는지 우리 집에 온 지 2년이 지나 이런 일도 있었다. 온 가족이 식량 배급표를 모아서 부활절 만찬으로 먹을 햄을 어렵게 구했는데 고양이가 어떻게 찬장을 열었는지 그 햄을 남김없이 먹어치웠다.

— 저런! 그래서 그 못된 고양이를 어떻게 하셨어요?

어떻게 하지는 않았어요. 절대 '못된' 고양이는 아니었거든요. 우리 가족은 아쉬움에 한숨을 쉬기는 했지만 고양이도 부활절 만찬이 먹고 싶었나 보네, 하고 넘어 갔어요.

저는 항상 강아지나 고양이를 키웠는데 주로 강아지와 고양이를 같이 키웠어요. 그래서 우리 골든레트리버 엘라가 새끼 고양이 두 마리를 품에서 재우고 조심스럽게 입으로 물어서 옮기는 모습을 감동적으로 지켜봤지요. 지금 키우고 있는 강아지 이름은 베시인데 웰시코기종으로 먹는 것을 아주 좋아해서 매일 열심히 산책을 시키는데도 과체중이에요. 베시는 다리가 짧고 아름다운 머리에 배가 살짝 아래로 처졌고 탐스러운 꼬리를 가진 믿기 힘들 정도로 사랑스러운 존재예요. 그리고 베시는 사람의 생각도 읽을 수 있어요. 적어도 제 생각은 말이죠.

동물이 인간의 삶에서 어떤 의미가 있는지 이해하기 위해서 굳이 어려운 이야기를 꺼낼 필요는 없어요. 가족이 함께 키우는 강아지를 산책시킬 때 아이에게 목줄을 넘기고, 자신이 늘 어른들로부터 들어오던 엄격한 말투로 강아지에게 명령을 내릴 수 있게 해주는 것도 좋아요. 강아지들은 이해심이 많거든요.

기니피그와 같은 작은 동물들도 아이들에게 좋은 영향

을 미치고 책임감을 배울 수 있게 해줍니다.

— 저도 어렸을 때 기니피그를 키웠어요. 기니피그는 저의 친구
 였고, 학교에서 다른 아이들과 다투고 올 때면 기니피그에게
 속상함을 털어놓으면서 울곤 했어요.

집에 동물이 있으면 외롭지 않아요. 그리고 동물들은 주
인의 기분을 감지하는 섬세한 감각을 지녔지요. 슬플 때
강아지는 공감한다는 몸짓을 보여주면서 '괜찮아, 내가
옆에 있잖아'라고 말해주는 것 같아요.

우리 강아지 베시도 함께 자란 웰시코기 친구 찰리가 어
느 날 갑자기 죽자 힘든 시간을 보냈어요. 그럴수록 베시
는 우리들한테 더 친밀하게 다가왔고요.

동물들은 조건 없이 사랑을 줍니다. 우리 얼굴에 주름이
있어도 동물들은 우리를 예쁘게 여기고 천진난만하게
다가오죠. 그리고 동물들은 우리에게 단도직입적으로
분명하게 말해요. "배고파요!" "산책 가요" 또는 "옆집 개
는 진짜 재수 없어요!"라고 말이죠. 물론 아주 복잡한 존
재이기도 해서 우리에게 수수께끼를 내주기도 합니다.
그렇기 때문에 절대 지루하지 않죠.

나이 들어도 늙지 않기를 권하다

코로나 팬데믹 기간에 많은 사람들이 동물과 함께하는 삶이 진정한 풍요로움을 가져준다는 사실을 깨달았다는 점이 상당히 기쁩니다.

8장

세상을
새로운 눈으로 바라보기

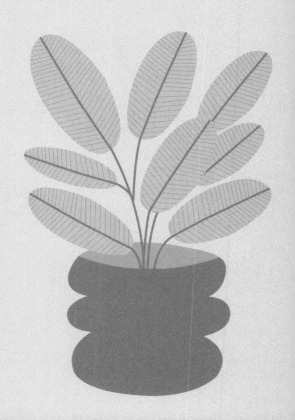

— 건강과 활력을 유지하는 비결은 무엇인가요? 혹시 절대 비밀

　인가요?

모든 것은 기본에서 시작합니다. 중요한 것들에 대해서

는 이미 앞에서 다 언급했고요. 건강한 식생활을 유지하

고 많이 움직이는 거죠. 그리고 평생 배움을 놓지 않는

겁니다.

— 산책이 좋은 건 저도 알죠. 그런 거 말고 다른 팁은 없을까요?

다시 한 번 강조할게요. 매일 최소 30분의 신체 활동과

균형 잡힌 식생활은 노년의 건강에 기본입니다. 그 밖에 제가 일상에서 실천하는 방법들을 소개하죠.

저는 집이나 정원에서 의료용 클로그^{clog} 신발을 신고 다녀요. 밑창이 가벼운 나무 소재로 되어 있고 발꿈치 부분이 노출되는 신발이죠. 그래서 어쩔 수 없이 항상 발 근육을 긴장하고 있어야 합니다. 이런 '근육 펌프'는 혈관에서 피가 중력을 거스르고 심장 쪽으로 올라가는 것을 도와줍니다. 이 신발에 익숙해지면 이런 과정은 아주 자동적으로 일어납니다. 클로그 신발은 의료 기기 판매점과 온라인에서 구입 가능하니 꼭 사서 신어보세요.

그리고 바지를 입을 때 무릎까지 오는 가벼운 압박 스타킹을 즐겨 착용합니다. 물론 너무 더운 여름은 제외하고요.

— 압박 스타킹을 신으시는 이유가 있을까요?

압박 스타킹은 두 다리의 정맥에 살짝 압박을 가해주기 때문에 오래 서 있어야 할 때 도움이 됩니다. 컴퓨터 앞이나 스튜디오에서 장시간 앉아 있어야 할 때도 아주 좋아요. 다리가 붓지 않죠. 알다시피 비행기를 오래 탈 때도 압박 스타킹 착용을 권유하잖아요. 특히 (저는 그렇지 않지만) 하지정맥류가 있는 분들은 꼭 착용할 것을 권합니다.

그리고 아침마다 냉온 샤워를 하는 것이 좋습니다. 냉온 샤워를 하고 나면 기분이 상쾌해질 뿐만 아니라 면역 체계가 활성화됩니다. 샤워를 하기 전에 샤워 타월이나 마사지 브러시로 피부를 마사지해주면 효과는 배가됩니다.

— 박사님이 예전에 쓰신 책에서 특별한 화장실 조명에 대해 언급하신 걸 읽은 적이 있어요.

맞아요. 그런 이야기를 한 적이 있죠. 관심을 보이는 사람들도 있었지만 비웃는 사람들도 있었습니다. 당시 '아름다움을 위한 팁'이라는 단락에서 저는 화장실 조명들이 너무 끔찍한 탓에 아침부터 기분이 우울한 채로 하루를 시작하게 된다고 썼지요. 고급 호텔 화장실도 마찬가지예요. 그래서 좋은 기분을 느끼게 해주는 조명을 집 안에 설치해야 한다고 말했어요.

— 구체적으로 어떤 조명을 말씀하시는 건가요?

정말 알고 싶으신가요? 그럼 책 내용을 그대로 인용해볼게요.

"당신은 거울에 비친 당신의 모습이 프랑켄슈타인처럼 보이길 원하지는 않을 것이다. 부드럽고 은은한 조명은 당신이 파티를 즐긴 다음 날이나 야근을 하고 온 날에도 매력적으로 보이게 만들어준다. 거울 양쪽에 각각 조명을 다는데 눈높이보다 30센티미터 정도 위에 설치하는 것이 좋다. 색깔이 들어가지 않은 둥글거나 계란 모양의 조명등에 반투명 유리로 된 것을 권한다. 이런 조명은 은은하게 빛을 발해 근사한 분위기를 낸다."

— 그럼 실제보다 더 아름다워 보이겠네요.

바로 그것이 제가 의도한 핵심입니다. 이제 다시 진지한 이야기로 돌아가볼까요?

— 질문이 하나 더 있어요. 혹시 따로 하시는 웰니스 프로그램이 있을까요? 마사지, 태극권 같은 것들 말입니다.

저는 웰니스를 그렇게 좋아하는 사람은 아니에요. 산책

을 더 좋아하죠. 이미 앞에서 이야기했지만요.

— 네, 나무를 구경하면서 산책하는 것을 좋아한다고 하셨죠. 주
　름에는 어떻게 대처하고 계세요?
주름에 어떻게 대처하냐고요? 특별히 하는 것은 없습니
다. 저녁에는 꼼꼼하게 세안을 하고 아침에는 그냥 일반
적인 크림을 바르고 자외선 차단 기능이 있는 제품으로
가볍게 화장을 해요. 아무리 실력이 뛰어나다고 해도 보
톡스 전문가나 성형외과 의사 들은 멀리하고 있어요.

— 이유를 여쭤봐도 될까요?
특정한 나이부터는 매끈한 얼굴보다는 자신만의 개성이
있어야 한다고 생각해요. 사람마다 생각은 다를 수 있지
만요. 잠깐만요. 어쩌면 주름에 대처하는 방법을 아는 것
같네요. 바로 세상에 친절해지는 것입니다.

친절은 세상과
소통할 수 있는 열쇠

친절하라니…. 말이 쉽다는 것은 나도 너무나 잘 안다. 비록 화가 나고 짜증이 나고 억울하다고 느끼거나 락다운 때문에 갇혀 지낼지라도 평정심을 유지하고, 다른 사람들을 친절하게 대하고 미소로 맞으라니 대체 어떻게 하라는 말인가? 허리 통증이 다시 밀려오고, 난방비가 또다시 오르고, 프린터가 맛이 갔는데 그냥 기분대로 행동하면 안 되는 것인가?

물론 그래도 된다. 하지만 이것은 근본적인 것에 관한 이야기다.

친절은 세상과 소통할 수 있는 열쇠다.

우리는 외로움을 다룬 7장에서 경쟁적인 사고와 자신의 관심사에만 몰두하는 것이 경제뿐만 아니라 우리의 관계, 즉 우리의 마음과 영혼을 근본적으로 바꿔놓았다고 언급했다.[xiii] 온라인에서 분출되는 폭력적인 위협, 거짓말 그리고 증오심이 전부가 아니다. 지하철을 기다리거나 거리에서 사람들을 관찰하는 것만으로도 충분히 엿볼 수 있는 현상이다.

우리가 예전에도 이렇게 쌀쌀맞고 심지어 불쾌해 보이기까지 했던가? 게다가 코로나가 강제한 거리 두기는 공간적인 의미였을 뿐만 아니라 원래는 사회적 존재였던 우리를 외로운 사람들이 되게 만들어버렸다.

여기서 우리의 역할이 중요하다. 우리는 이런 부정적인 태도에 영향을 미칠 수 있다. 적어도 주위 사람들에게 말이다. 우리부터 주위 사람들, 그중에서도 특히 젊은 사람들에게 관심을 가지고 이해심을 보여야 한다. 친절과 배려 그리고 공감은 놀라울 정도로 전염성이 강해서 이들이 또 다른 사람들에게 긍정적인 기운을 전하는 걸 볼 수 있을 것이다.

우리의 관심을 확장하는 것도 방법이다. 장애인 친화적인 환경을 만드는 데 목소리를 높여 장애인들을 지역사회로 품을 수 있다. 우리는 또한 젊은이들이 사회적으로 소외된 사람들과 교류하도록 독려할 수 있다. 다시 한 번 노리나 허츠 박사의 말을 인용하고 싶다. "외로움의 시대를 극복할 수 있는 방법은 결국 우리가 다른 사람들을 위해서 함께 있어주는 것밖에는 없다. 그들이 누구든지 간에 말이다."

머릿속에서 시작되는
젊음의 비결

우리는 나이 들어가면서 감사함을 모르게 되는가? 나이 듦의 어두운 측면만 보게 되는가? 다가오는 앞날을 우리의 상상력과 창의성을 발휘할 수 있는 기회로 보는 것이 아니라 두려워하기만 하는 것일까? 질병, 치매, 남의 돌봄을 받아야 하는 상황, 외로움, 소외 그리고 자녀들에게 혹시 짐이 될까 걱정만 하고 있는가? 그렇다면 앞서 언급한 '존재의 가벼움'은 어찌 되는가? 그리고 우리는 이런 두려움을 어떻게 극복할 수 있을까?

— 박사님은 두렵지 않으세요?

두려움은 거의 없어요. 무엇보다 죽음은 두렵지 않습니다. 물론 언젠가 혼자서 아무것도 할 수 없고 다른 사람의 도움에 의지해야 할 때가 오지 않을까 하는 두려움은 느낍니다. 하지만 고령의 명배우인 앤서니 홉킨스는 "우리가 언젠가 죽을 존재라는 것을 아는 것이 우리를 인간적으로 만든다"라고 말했어요.[xiv] 죽음을 외면하는 것은 좋은 생각이 아닐 겁니다. 왜냐하면 "우리 삶의 유한성이 비로소 삶의 가치를 규정하기 때문"입니다. 그러니 우리는 노년의 삶의 가치를 인정하면서 되도록 젊음을 유지할 수 있도록 노력해야 해요.

젊음을 유지하는 비결은 머릿속에서 시작됩니다. 자기 나이를 애써 잊으려고 노력할 필요는 없지만 그렇다고 계속해서 자신의 나이를 의식하면서 '난 더 이상 못 해' '더 이상 할 필요는 없잖아' '해서 뭐 해' '제발 날 좀 가만히 내버려뒀으면' 같은 생각들로 빠지지 않도록 해야 합니다. 예를 들어 당신이 태블릿 컴퓨터나 스마트폰 사용법을 배우기에는 너무 나이 들었다고 생각할 필요는 없습

나이 들어도 늙지 않기를 권하다

니다. 그렇다고 이제 와서 새로운 디지털 세상에 적응할
필요가 있는지 의문을 품지는 마세요. 당신과 나는 아무
리 열심히 배워도 이 분야에서 천재 소리를 듣지는 못할
것이고, 우리가 도움을 청하면 젊은이들은 의아한 미소
를 지어 보일지도 모릅니다. 하지만 배워두면 이메일로
손주들의 최근 사진들을 볼 수 있고 필요한 앱들을 다운
받아서 편리하게 사용할 수 있어요. 그리고 이 모든 행위
들은 회색 뇌세포에도 도움이 됩니다.

호기심은 우리를 젊게 만들어준다.

하루가 어제처럼 지나가고 안 좋은 일이 일어나지 않은
것만으로도 다행이라는 생각으로 만족하며 지내면 안
됩니다. 하루를 '만들어가고' 내용과 의미를 부여해야
하죠. 크고 작은 활동을 계획하고 친구들을 만나고 의견
을 교환하는 이 모든 행위들이 삶에 활력을 더할 수 있는
방법입니다. 정신적 민첩성과 유연성은 신체적인 기능
을 자극할 뿐 아니라 성취감으로 채운 하루는 그냥 그렇
게 대충 흘려보낸 하루보다 훨씬 더 길고 값지기 때문이

지요.

자신을 바라보는 애정 어리면서도 비판적인 시각은 외적으로도 젊음을 유지하는 데 도움이 됩니다. 그러기 위해서는 상당한 절제가 필요하고요. 우리가 그냥 자신을 놓아버리고 아무렇게나 산다면 이는 우리 자신을 더 이상 소중하게 여기지 않는다는 것을 의미합니다.

따라서 우리는 자기 자신을 잘 가꾸고 관리해야 해요. 나이가 들수록 피부는 더 건조해지기 때문에 샤워를 하고 난 후 보습제를 꼼꼼히 발라야 하고요. 머리는 일주일에 두 번은 감아야 하죠. 발 관리도 소홀히 하지 말아야 합니다. 스스로 잘 관리하거나 네일샵을 찾아가서 깨끗하게 관리를 받는 것이 좋습니다. 발에 통증을 일으키는 티눈이나 굳은살이 있으면 더 움직이기 싫어지기 때문이죠. 빈틈없이 칫솔질을 하고 치간 칫솔도 적절하게 잘 이용해야 합니다. (30년 전만 해도 60세부터 틀니를 끼는 것은 아주 당연하고 자연스러운 일이었으나 다행히 치의학 분야에서도 엄청난 발전이 이뤄지고 있다.)

근육과 관절을 꾸준히 단련하는 것도 빼놓을 수 없습니다. 매일 팔굽혀펴기 50개나 스쾃 100개를 하라는 이야기가 아니에요. 운동 치료 전문가들은 검사를 통해서 당신의 근육과 관절 상태를 파악하고 어떤 운동이 적합한지 추천해줄 거예요. 이는 올바른 자세와 걸음걸이에 도움이 될 겁니다.

외모를 잘 가꾸고 관리해야 하는 또 다른 이유가 있습니다. 이는 자긍심, 품위 그리고 자기 자신에 대해 가지고 있는 이미지와 떼어놓을 수 없기 때문이죠. 외출할 때뿐 아니라 집에서도 너무 엉망으로 늘어져 있지 않도록 의식해봅시다. 우리가 구멍 난 양말이나 더러워진 스웨터를 입고 집 안을 돌아다니는 것은 (일부러 더 악의적으로 표현했다) '더 이상 존중받을 가치가 없는 존재'라고 스스로에게 말하는 것이나 다름없으니까요.

— 그러면 집 안에서 실크 드레스를 입고 반짝이는 구두를 신고 돌아다녀야 하나요?

아니요. 그런 말이 아닙니다. 다만 내가 거울을 들여다봤을 때 매력적이고 관리가 잘된 사람의 모습으로 비춰지는 것이 중요해요. 식사를 할 때도 마찬가지입니다. 혼자 식사하게 되더라도 식사 예절을 잘 지키면서 먹어야 해요. 저는 이런 내면의 태도가 아주 중요하다고 생각합니다. 내면의 태도는 우리가 스스로를 포기하거나 스스로를 더 이상 믿지 않는 것을 막아주기 때문이에요.

— 텔레비전을 보면서 밥을 먹으면 안 되나요?

당연히 그래도 됩니다. 잠옷을 입은 채로 먹어도 상관없어요. 다 해도 됩니다. 하지만 우리가 다른 사람들에게 인정과 존중을 받으려면 먼저 자기 자신을 인정하고 존중해야 한다는 것을 이해했으면 좋겠어요. 우리를 위한 미래를 생각한다면 말이죠.

내면의 태도에 관한 이야기가 나왔으니 이제 새로운 것을 발견하는 것에 대해 이야기해봅시다. 나이 든 사람들은 젊은 시절에 비해 시간이 많기에 예전부터 배우고 싶었거나 경험해보고 싶었던 것들에 시간을 할애할 수 있는 자유가 있어요.

우선 우리는 귀찮음이나 게으름을 극복해야 합니다. 우리 내면의 동력이 우리가 서른 살이었을 때만큼 강하지 않기 때문이죠. 하지만 다양한 세상을 경험하고 새로운 사람들을 만나는 것이 젊음을 유지시켜주는 방법이라는 것은 누구나 잘 알고 있을 겁니다.

— 그러니까 낯선 나라로 여행을 하고….

예를 들면 그렇습니다. 그것 말고도 자연을 탐험하고, 흥미로운 분야의 책을 읽고, 라이브 콘서트에 가서 음악을 듣는 일들이 있죠. 일단 여행을 예로 들어볼게요.

노년의 여행 시 주의할 점

코로나로 발이 묶여 있는 동안 많은 사람들이 여행 떠날 날만을 손꼽아 기다려왔을 것이라 생각한다. 당장 짐을 싸서 떠나지는 않더라도 토스카나나 샌프란시스코 또는 전원적인 분위기의 바이에른 시골 마을 아니면 해변으로 떠나 일상에서 곧 벗어날 거란 기대를 할 수 있는 것 자체가 매우 중요하다. 배낭 하나 달랑 메고 텐트를 들고 떠나거나 2주 동안 두 사람이 낡은 차 안에서 차박을 하는 여행(호텔비가 너무 비싸서 실제로 내가 열여덟 살 때 그랬다)을 할 수 있는 나이는 지났기 때문에 우리는 여행을 떠나기 전, 발생할 수 있는 위험에 철저히 대비해야 한다.

당신은 더 이상 젊지 않지만 여행을 해본 경험은 많다. 그러니 여행에 관한 권고나 주의 사항을 일일이 확인할 필요는 없을 것이다. 그래도 몇 가지 중요한 주의 사항은 꼭 강조하고 싶다.

첫째, 당신의 건강 상태는 어떠한가? 그리고 당신이 여행을 가려는 나라의 의료 시스템은 어떠한가? 만일의 경우를 대비해서 도움을 받을 수 있는 현지 대사관 주소와 전화번호를 알아두자. 그리고 여행지에서 질병에 걸리거나 사고 시에 귀국을 도와주는 여행자 보험에 가입하는 것이 좋다.

만약 심장이나 폐 질환이 있는 사람이라면 고산지대에 위치한 여행지는 피하는 것이 좋다. 가령 안데스산맥이나 네팔은 대기 중 산소 농도가 현저히 낮기 때문이다. 너무 오래 잠수하거나 해변가에서 긴 시간을 보내는 것도 말리고 싶다. 여행을 떠나기 전에 여행지에 대해 주치의와 상의하고 출발하기 몇 주 전에 건강 상태를 확인하는 것이 필요하다. 예방접종이 필요할 수 있기 때문에 몇 주 전으로 시간 여유를 두어야 한다.

둘째, 예방접종은 아주 중요하다. 당신의 주치의는 당신이 여행하려는 나라의 문제에 대해 알고 있을 것이다. 그리고 각 나라를 방문할 때 필요한 필수 예방접종 목록을 참고해서 감염 위험을 안내하고 어떤 예방접종을 해야 할지 알려줄 것이다. 같은 나라로 여행 간다고 해도 주로 도시와 호텔에서 지낼지, 휴양이 아닌 모험이 목적인지에 따라서도 필요한 조치는 달라진다.

남쪽 지역의 나라들은 아무리 근사하고 새로 리모델링한 호텔이라고 해도 식수가 문제를 일으킬 수 있다. 되도록 끓이지 않은 물은 마시지 말고 밀봉된 용기에 담긴 생수만 마시도록 주의하자. 양치질을 할 때도 마찬가지다. 얼음과 가열하지 않은 음식은 먹지 않는 것이 좋다. 설사를 예방하기 위해서뿐만 아니라 A형 간염에 걸리는 걸 피하기 위해서다. (물론 A형 간염 예방접종을 한 상태여야 한다. B형 간염 예방접종도 마찬가지다.)

좋은 여행사라면 당연히 이런 모든 문제를 잘 알고 있다. 특히 말라리아에 대한 경고는 심각하게 받아들여야 한다! 그리고 반드시 잊지 말아야 할 것이 있다. 매일 복용해야 하는 약은 잘 챙겨서 위탁 수하물로 부치지 말고 기내에 들고 타야

한다. 캐리어가 항공사 실수로 다른 목적지로 가버리면 약을
복용할 수 없기 때문이다.

설사 예방법: 끓이기, 굽기, 껍질 벗기기.
아니면 아예 먹지 말기!

셋째, 단거리 비행의 경우에는 특별히 주의할 점은 없다.
하지만 장시간 비행은 다르다. 혈전증을 예방하기 위해서 지
지용 스타킹이나 압박 스타킹을 신어야 한다. 다리 정맥혈전
증이 있는 사람이라면 여행을 떠나기 전에 헤파린^{Heparin} 주사
를 맞는 것이 좋다. 기내의 산소 농도는 약 2,500미터 높이의
산 수준으로 줄어들기 때문에 심장이나 폐 기능이 좋지 않은
사람들에게 문제가 될 수 있다. 물론 객실 내에는 산소 공급
기가 준비되어 있다. 혹시 걱정이 되거나 불안하다면 비행기
에 타자마자 승무원이나 사무장에게 미리 이야기를 해놓는
것이 좋다.

장거리 비행 시 참고하면 좋을 일반적인 원칙은 다음과 같
다. 언제든지 일어나서 돌아다니거나 옆 사람을 깨우지 않고
화장실을 갈 수 있도록 통로 쪽 좌석을 선택하라. 그리고 기

내는 매우 건조하다는 사실을 명심하자. 그래서 물을 많이 마셔야 하는데 한 시간에 최소한 250밀리리터는 마셔야 한다. 반드시 물이어야 하고 술은 안 된다.

넷째, 자동차 여행에 대해서는 특별히 조언할 것이 없다. 대부분 알고 있겠지만 두세 시간마다 휴식을 취하고, 차에서 내리자마자 곧바로 자리에 앉지 말고 적어도 몇 분 동안은 걸어 다니면서 혈액순환이 잘되게 하는 것이 좋다.[xv]

사랑에는 나이 제한이 없다

사랑에 관한 글을 아무리 많이 읽고 생각하고 경험해봤다고 해도 사랑에 대해 '아는 것'은 어차피 불가능하다. 그렇기에 위대한 사랑, 수십 년간 이어져온 관계, 삶의 일부분인 동반자. 이 모든 것을 경험할 수 있다는 것은 엄청난 행운이다.

원숙한 나이에 접어들어도 성적 욕구는 여전히 우리와 함께한다. (젊은 사람들은 때로는 이해할 수 없어 하지만.) 부모 세대보다 우리가 더 오래 산다는 의미는 활력과 육체적인 사랑에 대한 열망의 시간도 그만큼 더 길어진다는 것을 의미한다. 물론 시간이 지나면서 대부분의 사람들의 경우에는 둘 다 감소하기는 한다.

몇 년 전 미국의 대학에서 실시한 연구에 따르면 60세에서 74세 사이의 부부 중에서 60퍼센트가 여전히 활발한 성생활을 한다고 대답했고, 75세에서 85세 사이에서는 30퍼센트, 85세 위로는 15퍼센트가 성생활을 한다고 대답했다. 이 수치는 그사이 더 높아졌을 수도 있다. 심리학자들과 노인 연구 전문가들은 이런 뉴노멀New normal은 이제 다른 또는 새로운 형태의 미학으로 표현되어야 한다고 말한다. 사진, 포스터, 신문 그리고 텔레비전 광고는 여전히 젊고 왕성해 보이는 사람만이 성공하고 사랑할 기회가 있다고 은밀히 말하고 있기 때문이다. 현실과 맞지 않는 소리라는 걸 우리 모두 알고 있다. 나이 든 남자와 나이 든 여자의 외모는 다를 수밖에 없다. 젊은 사람들과 단순히 시각적으로 비교하는 걸 멈추면 나이 든 사람들도 나름의 방식으로 흥미롭고 매력적이라고 감히 말할 수 있다.

사랑에는 나이 제한이 없다. 성도 마찬가지다. 하지만 몇 가지 고려해야 할 점들이 있다.

노년의 성에 대하여

과거 나이 든 남자들이 겪는 가장 큰 문제는 발기부전이었다. 그런데 1998년 새로운 심혈관 질환 치료제에 대한 연구가 예상치 못한 결과를 낳았다. 치료제를 복용했던 남성 참여자들이 연구가 끝난 이후에도 남은 약을 돌려줄 생각을 하지 않았기 때문이다. 그리하여 실데나필^{Sildenafil} 성분이 놀라운 작용을 한다는 사실이 밝혀지게 되었다.

오늘날 이 성분은 주로 비아그라^{Viagra}라는 이름으로 널리 알려져 있으며, 비아그라의 발견은 가히 혁명이라고 해도 과언이 아니다. 그런데 비아그라는 복용 전 주의해야 한다!

관상동맥이 손상되어서 니트로링구알 스프레이^{Nitrolingual spray} 또는 다른 질산염 성분의 의약품이 필요한 사람은 안타깝지만 비아그라나 비슷한 성분의 제품을 복용하면 안 된다. 생명에 위협이 될 정도로 혈압이 떨어질 수 있기 때문이다. 다른 심장 질환이 있는 경우에도 '반드시' 의사와 상의해야 한다! 일반적으로 병원에서는 에르고미터 검사를 진행했을 때 몇 분 동안 최소한 75와트를 기록하고, 이때 혈압이 특정 범위(180/110mmHg)에서 벗어나지 않으면 '섹스에 적합'하다고 판단한다. 하지만 검사 결과만으로 정할 수는 없고 앞에서 말했듯이 의사의 소견을 들어야 한다. 그리고 의사는 아주 당연한 조언들을 해줄 것이다. 너무 격정적으로 덤비지 말고 힘든 체위를 시도하지 말고 자신의 신체적 한계들을 고려해야 한다는 조언을 말이다.

나이 든 여성들의 경우에는 성생활을 할 때 정도의 차이는 있지만 대개 질 건조증을 호소한다. 다행히 질 건조증을 치료할 수 있는 좋은 의약품들이 많다. 기본적으로 윤활제는 점막을 부드럽게 하는 데 도움을 주는데 윤활제에 따라 에스트로겐 성분을 포함한 것도 없는 것도 있다. 에스트로겐 성분이 들어 있다고 해도 국소적으로만 작용하기 때문에 몸 전체에 영향을 미치는 것은 아니다. (질 건조증이 있다고 해서 위험한 부작용을 불러일으킬 수 있는 전신 호르몬 요법을 시도해서는 안 된다.)

온전히 자기 자신 되어보기

잠시 멈추기, 되돌아보기, 그런 다음에 새롭게 도전하기.

나는 인생이 당신에게 호의적이었기를 바란다. 힘든 시간보다는 그래도 행복했던 시간이 더 길었기를 바란다. 너무 큰 물질적인 어려움은 없었기를 바란다. 넘치도록 많은 사랑과 우정을 경험했기를 바란다. 사랑하는 사람의 죽음을 아직까지 겪지 않았기를 바란다. 질병들은 일시적이었고 잘 치료되어서 지금은 건강하다고 느끼기를 바란다. 그리고 무엇보다 당신의 재능을 마음껏 펼쳤기를 바란다.

당신이 살아오면서 실현하지 못한 일들을 한번 떠올려보

라. 지금까지도 당신의 머리나 가슴 가장 구석진 곳에 감춰져 있는 생각들을 꺼내보라. 브라질 코파카바나 해변에 누워서 리오의 유명한 예수상을 바라보는 것과 같은 아주 단순한 꿈이어도 좋다. 친구들과 함께 2주간 이탈리아 돌로미티로 떠나는 스키 여행에 관한 생각일 수도 있다. 물론 스키를 타고 난 후에 즐기는 흥겨운 술자리를 포함해서 말이다. 또는 머릿속에서 계속해서 떠오르는 생각과 장면을 실제로 표현하기 위해서 그림을 배우고 싶다는 소망일 수도 있다.

지금의 삶이 오래전 꿈꾸던 삶과는 다르고, 당신의 재능과 감정적인 요구를 무시한 채 살아왔다 하더라도 당신에겐 새로운 방향으로 삶을 돌려볼 수 있는 기회가 있다. 이제라도 '온전히 자기 자신'이 되어보는 것이다. 이에 대한 생각은 사람마다 다를 것이다. 아주 미세하게 노선을 변경하는 것만으로도 한결 행복해질 수 있는 반면 삶을 통째로 바꾸거나 지금까지의 일상을 만들어낸 많은 것을 포기할 용기와 의지가 필요할 수도 있다.

— 박사님도 그런 커다란 변화를 경험한 적이 있나요?

네. 두 번 경험했어요. 저는 아주 운이 좋은 사람이라고 생각합니다. 제가 지금까지도 매우 존경하는 우리 어머니는 전쟁 중에도 저희들을 무사히 그리고 정신적인 피해 없이 잘 키우셨어요. 어머니는 예술적인 재능이 있는 피아니스트였고 우리 집에서 친한 음악가들과 함께 작은 연주회를 여는 것을 즐겼어요. 이런 어머니의 성향은 당연히 저에게도 많은 영향을 미쳤고 클래식과 사랑에 빠지게 됐지요.

그렇지만 음악가가 되고 싶은 생각은 없었고 어려서부터 자연과학, 특히 의학에 관심이 많았어요. 대학 입학 시험을 보고 바로 대학에 진학해서 공부를 시작했다는 이야기는 앞에서 한 적이 있어요. 그런데 1년도 되지 않아 연기도 배우지 않은 제가 영화 출연 제의를 받은 것은 정말 큰 행운이었습니다. 영화배우로 살면서 세계 곳곳을 방문할 수 있었기 때문이에요. 저는 프랑스, 이탈리아, 그리스, 홍콩, 태국, 남아프리카공화국, 브라질 그리고 미국에서 오래 일했습니다.

하지만 제게 영화배우는 평생 해야 할 직업이 아니라는 것을 잘 알고 있었어요. 대중들에게 노출된 삶을 싫어했고 여전히 의사가 되고 싶었죠. 그러다가 결정을 내렸어

나이 들어도 늙지 않기를 권하다

요. 당시 결혼 생활도 파탄이 났습니다. 그렇게 삶을 송 두리째 바꾸는 결정을 내렸고 그 결정은 저를 의대생이 자 행복한 사람으로 만들어줬습니다.

— 두 번째 변화는요?
몇 년 전 너무나 사랑했던 인생의 동반자가 세상을 떠났 습니다. 처음에는 그 사람이 없는 삶에 적응하는 것이 너 무 힘들었어요. 의학 전문 기자라는 제 직업이 물론 많은 도움이 되었지만 무엇보다 가족과 사랑스러운 친구들이 가장 큰 도움이 됐어요.

다시 한 번 요약하자면 나이 든 사람들이 젊음을 유지하고 만족감을 느끼는가는 적극적으로 삶을 살아가고, 미래에 대 한 비전을 품고 살 준비가 되어 있는가에 달려 있는 경우가 많다. 다른 사람들, 특히 젊은 사람들과 긴밀한 관계를 맺고 이들의 사고방식과 아이디어를 받아들이는 것이 아주 중요 하다.

우리가 몸과 정신을 온전하고 젊게 유지하고자 한다면 유 연해지는 것 외에 다른 선택지는 없다. 유연하다는 의미는 계

속해서 배우고, 계획을 세워서 실천하고, 새로운 상황에 잘
대처하며 우리의 남은 삶을 자유롭게 만들어가는 것이다.

| 감사의 말 |

이 책이 완성되기까지 아낌없이 지원해준 출판사 직원과 프리랜서분 들에게 감사의 말을 전하고 싶다. 특히 카타리나 페스트너, 헨리에테 첼트너셰인, 그리고 외르크 마이어에게 고마움을 전한다.

골다공증을 예방하기 위해서 식품으로 매일 700~800mg의 칼슘을 섭취해야 한다.

우유와 유제품(100g당)		채소와 과일(100g당)	
우유	120mg	리크(서양 대파)	85mg
저지방우유	120mg	콜라비	70mg
버터밀크	110mg	그린빈(껍질콩)	57mg
유청	70mg	요리용 허브	약 200mg
요구르트	115mg	건조 무화과	195mg
에멘탈치즈	1,020mg	오렌지	40mg
틸지터치즈	860mg	키위	40mg
하우다(고다)치즈	820mg	블랙커런트 (까막까치밥나무 열매)	200mg
에담치즈	800mg	라즈베리	40mg
크림치즈	700mg	블랙베리	45mg
파르메산치즈	1,300mg		

i   John Kenneth Galbraith: Growing old gracefully, New England Journal of Medicine, Vol. 331, 1994, 484쪽

ii   J.Campisi et al.: From discoveries in ageing research to therapeutics for healthy ageing, NATURE, Vol. 571, 2019, 183쪽

iii   Betty Friedan: Mythos Alter, Rowohlt Taschenbuch Verlag, Reinbek bei Hamburg 1997

iv   출처: Interview in der Frankfurter Allgemeinen Zeitung, 2021.3.13

v   J.C. Rathmell: Obesity, Immunity and Cancer, NEJM, Vol. 384, 2021.3.25., 1160~1162쪽

vi   Reiner Bartl: Powe r für die Knochen, Südwest Verlag, München 2021

vii   Dr. Marianne Koch: Unser erstaunliches Immunsystem, dtv, München 2020

viii   G.D. Deyle GD et al.: Physical therapy versus glucocorticoid injection for osteoarthritis of the knee, NEJM, Vol. 382, 2020, 1420~1429쪽

ix   Volkshochschule München: www.mvhs.de/Programm

x   Dr. Marianne Koch: 『Körperintelligenz』, dtv, München 2005

xi   필립 로스, 『에브리맨』, 정영목 옮김, 문학동네, 2009

xii   노리나 허츠, 『고립의 시대』, 홍정인 옮김, 웅진지식하우스, 2021

xiii   같은 책

xiv   Interview mit der ZEIT, 2021.5.12

xv   Dr. Marianne Koch가 집필한 『Mein Gesundheitsbuch』 여행 약 관련 장 참고, dtv, München 1999

**죽기 전까지
몸과 정신의 활력을 유지하는 법**

나이 들어도
늙지 않기를 권하다

1판 1쇄 인쇄 | 2023년 8월 25일
1판 1쇄 발행 | 2023년 9월 5일

지은이 | 마리아네 코흐
옮긴이 | 서유리
발행인 | 김태웅
책임편집 | 엄초롱
디자인 | design PIN
마케팅 총괄 | 나재승
마케팅 | 서재욱, 오승수
온라인 마케팅 | 김철영, 김도연
인터넷 관리 | 김상규
제 작 | 현대순
총 무 | 윤선미, 안서현, 지이슬
관 리 | 김훈희, 이국희, 김승훈, 최국호

발행처 | (주)동양북스
등 록 | 제2014-000055호
주 소 | 서울시 마포구 동교로22길 14 (04030)
구입 문의 | 전화 (02)337-1737 팩스 (02)334-6624
내용 문의 | 전화 (02)337-1739 이메일 dymg98@naver.com
네이버포스트 | post.naver.com/dymg98
인스타그램 | @shelter_dybook

ISBN 979-11-5768-944-6 03510